L'incontinence urinaire

La prévenir, la traiter

Collection
Institut universitaire de
gériatrie de Montréal

Québec

Chantale Dumoulin

L'incontinence urinaire

La prévenir, la traiter

Éditions du CIUSSS
du Centre-Sud-de-l'Île-de-Montréal

Catalogage avant publication de Bibliothèque et Archives nationales du Québec et Bibliothèque et Archives Canada

Dumoulin, Chantale

L'incontinence urinaire : la prévenir, la traiter
(Collection Institut universitaire de gériatrie de Montréal)
Comprend des références bibliographiques.
ISBN 978-2-551-25957-1
1. Incontinence urinaire chez la personne âgée I. Titre.

RC921.I5D85 2016 616.6'2 C2015-941781-3

Photo de la couverture : Haniel Occo
Illustrations : Madeleine Leduc
Conception graphique et réalisation : Nicole Tétreault

Photos et illustrations, pages 49 et 50 :
www.kotex.com, www.alwaysdiscreet.com, www.filigrame.com
www.incontinence-direct.com, www. weareverincontinence.com
www.tena.com

Diffusion et distribution : Prologue

Éditions du CIUSSS du Centre-Sud-de-l'Île-de-Montréal
Collection Institut universitaire de gériatrie de Montréal
4565, chemin Queen-Mary
Montréal (Québec) H3W 1W5
Téléphone : 514 340-2800

ISBN 978-2-551-25957-1 (papier)
ISBN 978-2-551-25958-8 (PDF)
ISBN 978-2-551-25959-5 (ePub)

Dépôt légal
Bibliothèque et Archives nationales du Québec, 2016
Bibliothèque et Archives Canada, 2016

À mes parents Micheline et André ainsi
qu'à mes deux filles, avec amour !

Remerciements

Merci à mes étudiantes qui ont contribué, par leurs travaux académiques, à cet ouvrage : Joanie Mercier, Sarah Fradet, Gabrielle MacHabée-Séguin, Valérie Elliott, Gabrielle Carrier-Noreau, Véronique Longpré et Catherine Desrochers.

Merci à ma mère, Micheline Dumoulin, qui a accepté de servir de modèle pour les photos du livre.

Préface

C'est avec plaisir que je présente ce livre qui s'adresse aux femmes ménopausées. La santé uro-gynécologique est un enjeu qui m'interpelle particulièrement parce que les conséquences de l'incontinence sur la vie des femmes sont plus graves qu'on pourrait le penser...

Bien que l'incontinence urinaire constitue l'un des problèmes les plus fréquents chez les femmes moins jeunes, elle ne fait pas partie du vieillissement normal. N'acceptez donc pas de vous faire dire : « C'est normal à votre âge ! » Et n'hésitez plus à prendre les moyens pour la traiter. Car oui, elle se traite.

Je suis heureuse que les femmes aient maintenant facilement accès aux conseils de ma collègue Chantale Dumoulin, qui dédie ses travaux de recherche à ce sujet depuis plusieurs années. J'apprécie tout particulièrement la qualité des études cliniques de cette chercheuse et physiothérapeute qui privilégie les interventions simples, non invasives, peu coûteuses et sans effets secondaires pour réduire, voire éliminer, les problèmes d'incontinence. La médication et l'intervention chirurgicale restent, bien entendu, des solutions pour certaines patientes, mais il importe d'apporter dans un premier temps des changements aux habitudes quotidiennes et d'effectuer certains exercices du plancher pelvien avant d'envisager d'autres avenues plus invasives.

Je salue le courage des femmes qui osent consulter leur médecin au sujet de ce problème encore très tabou. J'ai la chance d'accompagner des patientes depuis 15 ans à la clinique d'incontinence urinaire de l'Institut universitaire de gériatrie de Montréal. Lors de chaque nouvelle rencontre, leur confiance et leurs confidences me touchent et je sens qu'elles reprennent du pouvoir sur leur vie au fil des rendez-vous. Les changements en elles sont parfois spectaculaires : de l'isolement au retour à la vie sociale, de la dépression imminente au bonheur retrouvé.

Enfin, je sais que ce livre répond à un besoin véritable des femmes qui souffrent d'incontinence urinaire ou qui désirent la prévenir. Celles qui ont pris la décision d'intervenir efficacement dans leurs habitudes de vie. Celles qui ont consulté un professionnel de la santé et souhaitent entreprendre un programme d'exercices du plancher pelvien. Je pense également à toutes celles, probablement la majorité, qui n'osent pas encore parler de ce qu'elles vivent. Vous tenez maintenant cet ouvrage entre vos mains. Il ne reste plus qu'à oser mettre en pratique les conseils tirés des travaux de recherche de Chantale Dumoulin pour reprendre le plein pouvoir sur votre vie !

Dre Cara Tannenbaum

Directrice de la clinique d'incontinence urinaire
de l'Institut universitaire de gériatrie de Montréal,
CIUSSS du Centre-Sud-de-l'Île-de-Montréal
Titulaire de la Chaire pharmaceutique Michel-Saucier
en santé et vieillissement

Directrice scientifique de l'Institut de la santé des femmes
et des hommes des Instituts de recherche en santé du Canada

Professeure titulaire à la Faculté de médecine et à la
Faculté de pharmacie de l'Université de Montréal

L'auteure

Chantale Dumoulin, Ph. D., Pht., est professeure titulaire et directrice du microprogramme de second cycle en rééducation périnéale et pelvienne de l'École de réadaptation de la Faculté de médecine de l'Université de Montréal. Elle est également titulaire de la Chaire de recherche en santé uro-gynécologique et vieillissement des Instituts de recherche en santé du Canada et directrice du laboratoire Incontinence et vieillissement du Centre de recherche de l'Institut universitaire de gériatrie de Montréal, du CIUSSS du Centre-Sud-de-l'Île-de-Montréal.

Table des matières

Partie 1 • Un peu de théorie

Partie 2 • Programme d'exercices des muscles du plancher pelvien

Partie 1

Un peu de théorie

Introduction

Les problèmes de contrôle de la vessie, telles les envies pressantes, les mictions fréquentes et les fuites d'urine touchent 30 à 50 % des femmes de 60 ans et plus. Toutefois, ils ne font pas partie du vieillissement normal. Ces problèmes peuvent non seulement devenir un fardeau financier important, mais ils peuvent aussi entraîner l'isolement et amener une réduction de l'activité physique, en plus d'augmenter le risque de chute.

Selon la littérature scientifique, des exercices des muscles du plancher pelvien ainsi que certains changements dans les comportements et les habitudes de vie permettent de prévenir, de réduire, voire d'éliminer les fuites d'urine, de contrôler les envies pressantes et d'espacer les visites aux toilettes. Les exercices pourraient même être bénéfiques pour prévenir et traiter les incontinences de gaz et/ou de selles, réduire les symptômes de descentes d'organes et diminuer les inconforts lors des activités sexuelles.

Ce guide pratique a été conçu pour que vous puissiez effectuer par vous-même l'entraînement des muscles du plancher pelvien nécessaire à la prévention, à la réduction ou à l'élimination de ces symptômes. Nous vous suggérons de le lire dans son entier d'abord, en portant une attention particulière aux chapitres traitant des changements de comportements et d'habitudes de vie de même que des conseils d'usage. Puis, suivez attentivement le programme d'exercices des muscles du plancher pelvien de trois mois. La maîtrise de ces exercices demande de la patience et de la motivation. Ne vous découragez pas. Persévérez ! Exécutés correctement et régulièrement, ces exercices se sont montrés d'une grande efficacité pour les femmes de 60 ans et plus souffrant de problèmes de contrôle de vessie, de fuites de selles et de gaz ainsi que de descentes d'organes et d'inconfort lors des activités sexuelles. Ces résultats ont été obtenus dans le cadre de nos études cliniques réalisées à la Chaire de recherche en santé uro-gynécologique et vieillissement de l'Institut universitaire de gériatrie de Montréal. Ces exercices peuvent donc être efficaces pour vous !

Si, toutefois, vous avez encore des symptômes urinaires après la pratique de ce programme d'exercices de trois mois, informez-en votre médecin ou consultez une physiothérapeute ayant suivi une formation en rééducation périnéale et pelvienne. Ces professionnels sauront vous conseiller sur les différents traitements de l'incontinence urinaire et de l'affaiblissement du plancher pelvien. Surtout, ne gardez pas le silence ! Vous n'êtes pas seule !

Dans le présent ouvrage, vous trouverez :

- De l'information sur la santé uro-gynécologique, des conseils pratiques et des recommandations sur vos habitudes de vie pouvant aider à prévenir et même réduire les problèmes de cette nature ;
- Un programme intensif d'exercices des muscles du plancher pelvien de trois mois, c'est-à-dire les instructions sur la manière d'effectuer les exercices pour tonifier et renforcer ces muscles ;
- Un programme d'exercices de maintien des muscles du plancher pelvien permettant de continuer à progresser ou à maintenir les résultats que vous aurez obtenus.

1

Anatomie des organes pelviens, du bassin et du plancher pelvien

Voici quelques définitions qui vous seront utiles pour bien comprendre les exercices et les conseils de ce livre (*voir les figures 1.1 et 1.2, aux pages 24 et 25*).

Anus : Orifice extérieur par lequel se termine le rectum et d'où sortent les matières fécales et les gaz.

Bassin : Partie du squelette en forme d'entonnoir. Il est constitué du sacrum, des os iliaques, du coccyx et du pubis.

Coccyx : Dernier os de la colonne vertébrale, formant le bassin postérieur.

Détrusor : Muscle entourant la vessie. Il joue un rôle important dans l'élimination de l'urine.

Diurèse : Volume d'urine sécrété par les reins pendant une période de temps donnée.

Méat urinaire : Orifice extérieur par lequel se termine l'urètre et d'où sort l'urine.

Miction : Élimination naturelle d'urine par la vidange de la vessie.

Muscles du plancher pelvien : Trois épaisseurs musculaires situées à la base du bassin. Ils ont comme fonction de soutenir les organes pelviens et d'assurer la continence, et jouent un rôle dans l'activité sexuelle.

Organe : Partie délimitée du corps humain qui remplit une fonction particulière.

Organe pelvien : Organe à la base de l'abdomen (par exemple, la vessie, l'utérus, le rectum).

Périnée : Partie du corps fermant la base du bassin, à l'extérieur. Il est traversé par l'urètre, le vagin et le rectum.

Pubis : Os qui referme le bassin à l'avant.

Rectum : Dernier segment du gros intestin.

Sphincter urétral : Muscle entourant l'urètre. Il joue un rôle dans le maintien de la continence urinaire.

Urètre : Petit conduit qui relie la vessie au méat urinaire. L'urètre permet d'éliminer l'urine hors du corps.

Vagin : Canal qui s'étend de l'utérus aux organes génitaux externes.

Vessie : Contenant formant un sac élastique qui reçoit l'urine en provenance des reins et la met en réserve.

Figure 1.1 | Principales structures comprises dans la dynamique du plancher pelvien

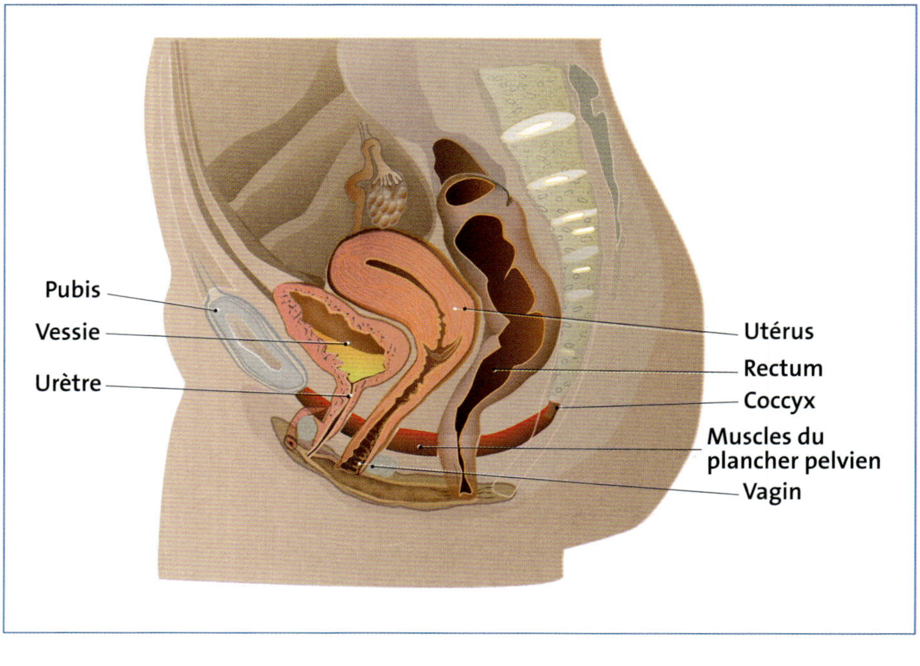

Vue de l'extérieur du corps, la région périnéale de la femme possède trois orifices, soit le méat urinaire (d'où s'écoule l'urine), le vagin et l'anus (d'où s'éliminent les selles et les gaz). On y retrouve également des muscles qui se regroupent afin de former le plancher pelvien.

Figure 1.2 | Vue du dessous du bassin, avec les trois orifices et les muscles du plancher pelvien

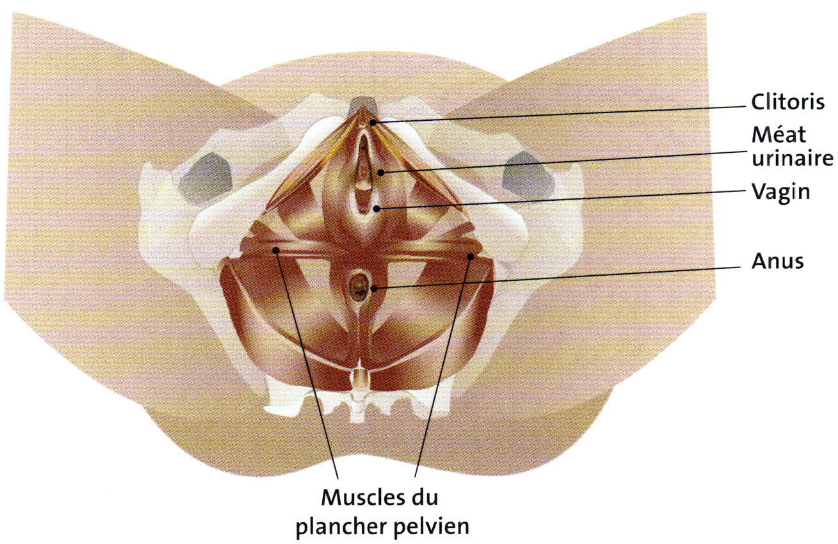

Les muscles du plancher pelvien

Le programme d'exercices enseigné dans ce guide a pour but de tonifier et de renforcer les muscles du plancher pelvien, ainsi que d'améliorer leur endurance et leur coordination.

Où se situent les muscles du plancher pelvien ?

Ils sont constitués de trois épaisseurs musculaires qui forment la base du bassin. S'étendant comme un hamac entre le pubis et le coccyx, ces muscles jouent un rôle primordial dans le contrôle de l'urine, des gaz et des selles. Ils participent également au soutien des organes pelviens comme l'utérus et la vessie, en plus d'être essentiels dans l'atteinte de l'orgasme féminin (*voir les figures 1.1. et 1.2, aux pages 24 et 25*). Lors d'une contraction volontaire, les muscles du plancher pelvien se déplacent vers l'avant et vers le haut. Cela provoque un mouvement des organes (vessie, utérus et rectum) vers l'intérieur du bassin et une compression de l'urètre, du vagin et du rectum vers l'avant, c'est-à-dire contre le pubis.

Un plancher pelvien tonique, fort, endurant et coordonné aide à :

- Supporter les organes pelviens (la vessie, l'utérus et le rectum) ;
- Comprimer l'urètre lors d'efforts physiques et d'envies pressantes et, ainsi, à prévenir les fuites d'urine, de gaz et de selles.

Comment identifier les muscles du plancher pelvien lors d'une contraction ?

Assise confortablement sur une chaise, les muscles des fesses, des cuisses et de l'abdomen bien relâchés, prenez le temps de sentir le contact de votre périnée sur la chaise. Puis, resserrez les muscles du plancher pelvien comme si vous vouliez retenir l'urine et les gaz. En contractant ces muscles, vous devriez sentir que ceux-ci sont aspirés vers l'intérieur du bassin et qu'ils tendent à s'éloigner de la chaise (mouvement vers le haut). La contraction des muscles est alors efficace. Si vous sentez que les muscles font pression dans la chaise (mouvement vers le bas), c'est que vous poussez ceux-ci vers l'extérieur (comme pour aller à la selle) plutôt que de les contracter.

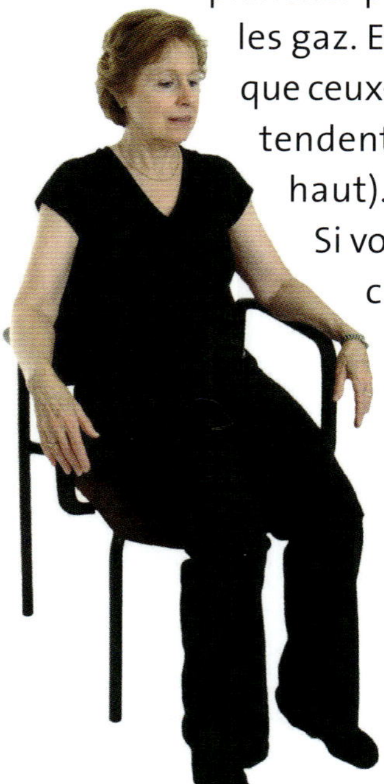

Attention ! Il est important de bien comprendre le mouvement avant de le répéter. La poussée vers l'extérieur pourrait affaiblir encore plus les muscles du plancher pelvien.

Pour vous assurer d'effectuer le mouvement correctement, vous pouvez placer votre main entre la chaise et votre périnée pour mieux sentir le mouvement.

Si vous n'êtes toujours pas certaine de contracter les bons muscles, vous pouvez faire un essai autrement, lorsque vous prenez un bain. Dans la baignoire, placez un doigt dans votre vagin et contractez vos muscles du plancher pelvien. Si vous sentez que votre doigt est aspiré vers l'intérieur, c'est que la contraction est efficace. Si le doigt est expulsé lors de la contraction, c'est que vous poussez les muscles du plancher pelvien vers l'extérieur (comme pour aller à la selle) plutôt que de les contracter. Pour plus de détails, consultez le chapitre 3.

Si vous n'arrivez toujours pas à contracter les muscles du plancher pelvien, consultez une physiothérapeute experte en rééducation du plancher pelvien qui vous enseignera comment l'effectuer efficacement[1].

Question

Est-ce que l'incontinence urinaire fait partie du processus normal de vieillissement ? La réponse au chapitre suivant.

1. Vous pouvez notamment joindre l'équipe du laboratoire Incontinence et vieillissement de Chantale Dumoulin — Centre de recherche de l'Institut universitaire de gériatrie de Montréal : www.criugm.qc.ca/labo/Chantal_Dumoulin/

2

Définition de la continence urinaire et de son fonctionnement

La continence urinaire

La continence urinaire est définie comme étant le contrôle volontaire de la vessie[1]. Comme la pression de fermeture de l'urètre est supérieure à la pression dans la vessie (*voir la figure 2.1 A, à la page 30*), l'urine est retenue dans la vessie entre les mictions. La pression de fermeture de l'urètre est assurée par différentes structures anatomiques, dont le sphincter urétral et les muscles du plancher pelvien.

Lors de l'élimination volontaire de l'urine, le relâchement du sphincter urétral et des muscles du plancher pelvien, ainsi que la contraction du muscle qui entoure la vessie, le détrusor, permettent à l'urine de s'écouler dans l'urètre (*voir la figure 2.1B, à la page 30*).

1. Haylen, B. T., D. de Ridder et coll. « An International Urogynecological Association (IUGA)/International Continence Society (ICS) Joint Report on the Terminology for Female Pelvic Floor Dysfunction ». *Neurourology and Urodynamics*. 2010 ; 29(1) : 4-20.

Figure 2.1 | A • Pression urétrale et vésicale dans le remplissage de la vessie
B • Élimination volontaire de l'urine

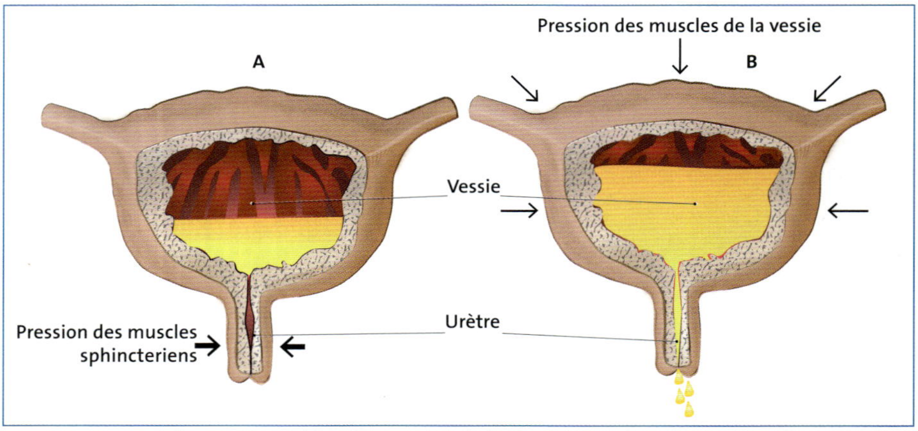

Au fur et à mesure qu'elle se remplit, la pression augmente dans la vessie. Une pression dans l'abdomen (par exemple, lors d'une toux ou d'un éternuement) s'ajoute aussi à celle présente dans la vessie. Plus la pression est élevée, plus les muscles du plancher pelvien doivent être forts pour garder l'urètre fermé. Les femmes ayant des muscles plus faibles peuvent ainsi conserver de moins grandes quantités d'urine dans leur vessie. Elles peuvent également avoir des fuites d'urine lorsque la pression à l'intérieur de la vessie excède la pression de fermeture de l'urètre (*voir la figure 2.2*).

Figure 2.2 | Incontinence urinaire

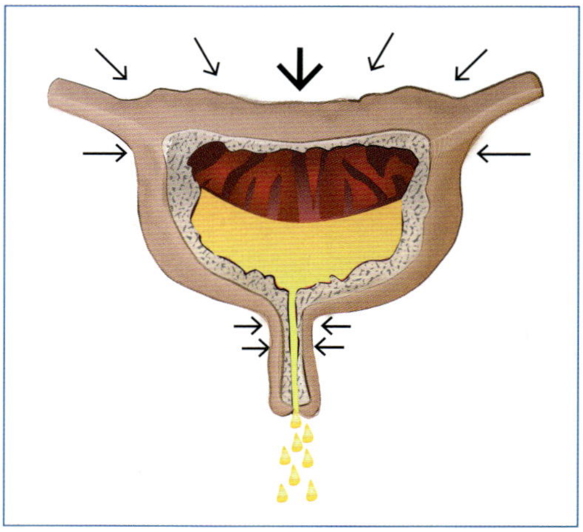

Le fonctionnement de la vessie

La vessie se dilate lorsqu'elle se remplit et se contracte lorsqu'elle se vide. Elle doit fonctionner conjointement avec les muscles du plancher pelvien, qui contrôlent l'ouverture et la fermeture de l'urètre. Les muscles du plancher pelvien aident ainsi à éviter les fuites urinaires. Une contraction de ces muscles permet en effet d'augmenter la pression de fermeture de l'urètre afin d'éviter les fuites. Cette même contraction entraîne aussi une relaxation du détrusor, le muscle de la vessie. Lorsqu'il est contracté, celui-ci peut provoquer un sentiment d'envie urgente. Si les muscles du plancher pelvien sont forts et endurants, ils peuvent calmer les contractions du détrusor et, ainsi, contrôler les envies pressantes et retarder la miction. Cela permet de retenir l'urine plus longtemps. Pour plus d'information sur le contrôle des envies urgentes, consultez les chapitres 4 et 7.

Qu'est-ce que l'incontinence urinaire ?

L'incontinence urinaire (IU) est définie par l'International Continence Society (ICS) comme étant « une condition où les pertes d'urine involontaires occasionnent un problème d'ordre hygiénique et social et qui est objectivement démontrable[2] ».

Les différents types d'incontinence urinaire

L'incontinence urinaire à l'effort (IUE)

- Fuite d'urine involontaire lors d'efforts, d'éternuements ou de toux, causant majoritairement des pertes de petites quantités. Se produit lorsque la pression dans la vessie est plus grande que la pression dans l'urètre.

2. Haylen, *Op.cit.*

L'incontinence urinaire d'urgence (IUU)

- Fuite d'urine involontaire accompagnée ou immédiatement précédée d'une sensation d'envie pressante et occasionnant généralement des pertes plus abondantes pouvant aller jusqu'au contenu complet de la vessie. Se produit lorsque le détrusor de la vessie se contracte et qu'un sentiment d'envie urgente se présente.

L'incontinence urinaire mixte (IUM)

- Fuite d'urine involontaire associée à l'effort et à l'urgence accompagnée d'envies pressantes et causant des pertes de faibles et de grandes quantités.

Les incontinences urinaires à l'effort, d'urgence et mixte sont les types d'incontinence qu'on retrouve le plus souvent chez les femmes de 60 ans et plus.

L'incontinence urinaire par regorgement

- Fuite d'urine involontaire associée à une vessie distendue, soit à cause d'un blocage entre la vessie et le méat urinaire (par exemple à cause de la constipation ou de la présence d'une grosse prostate chez les hommes) ou d'une vessie qui ne se contracte pas bien (par exemple à cause d'une maladie neurologique, d'un repos prolongé au lit, d'une chirurgie, d'une infection urinaire ou de la prise de certains médicaments). La perte d'urine peut se présenter soit spontanément, soit à l'effort, soit en goutte-à-goutte ou encore en continu.

L'incontinence urinaire fonctionnelle

- Fuite d'urine involontaire qui n'est pas associée à un désordre urinaire. Elle se produit lorsque la personne ne peut pas utiliser les toilettes de façon appropriée, par exemple si elle ne peut pas s'y rendre assez rapidement à cause de douleurs, d'un manque de force musculaire ou d'équilibre, d'une mobilité réduite ou encore parce qu'elle ne sait plus comment utiliser les toilettes à cause de problèmes cognitifs (démence due à la maladie d'Alzheimer ou autre).

L'incontinence urinaire nocturne

› Fuite d'urine involontaire se produisant la nuit[3].

Les autres problèmes du système urinaire

La pollakiurie

› Fréquence des mictions plus élevée que la normale.

La nycturie ou nocturie

› Besoin d'uriner qui réveille la personne atteinte durant la nuit.

L'urgenturie ou l'urgence mictionnelle

› Devoir se précipiter aux toilettes pour aller uriner à la suite d'une envie pressante.

L'incontinence urinaire est-elle fréquente chez la femme âgée ?

L'incontinence urinaire est sans doute l'un des problèmes de santé les plus fréquents chez les femmes vieillissantes. Après 60 ans, 30 à 50 % des femmes souffrent d'incontinence urinaire et de celles-ci, 20 à 25 % montrent des symptômes sévères (plus de 10 épisodes par semaine)[4].

3. Haylen, *Op. cit.*
4. Abrams, P. et coll (2013) *Incontinence*, 5e édition. 5th International Consultation on Incontinence.

Cette problématique n'est pas liée au vieillissement normal et vous ne devez pas accepter qu'on vous dise : « C'est normal à votre âge. »

Le tableau 2.1 montre que l'incontinence urinaire dont souffrent les femmes de 60 ans et moins est surtout une incontinence à l'effort (bâtonnet rouge) alors que celle des femmes plus âgées est plus souvent mixte (bâtonnet orange).

Tableau 2.1 | Pourcentage de femmes atteintes des différents types d'incontinence urinaire (IU) en fonction de leur âge

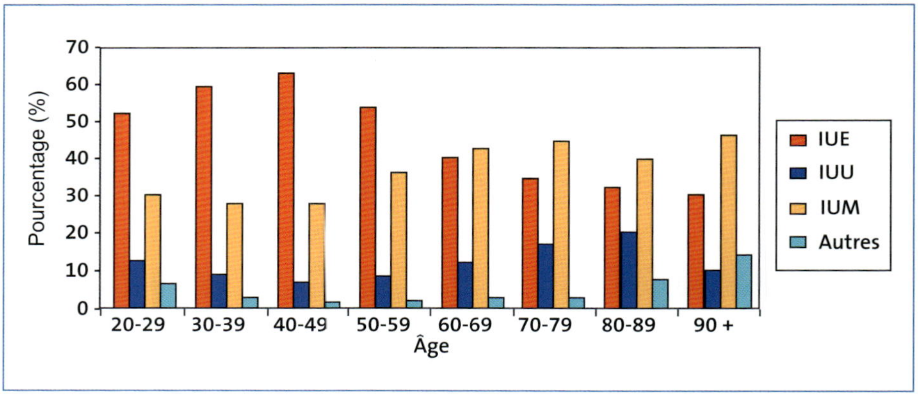

Légende : **IUE** : incontinence urinaire à l'effort ; **IUU** : incontinence urinaire d'urgence ; **IUM** : incontinence urinaire mixte.
Source : Hunskaar S. et coll. « Epidemiology and Natural History of Urinary Incontinence in Women ». *Urology*. 2003;62(4 Suppl 1):16-23.

Après l'âge de 60 ans, la prévalence de l'incontinence urinaire chez la femme augmente en fonction de l'âge, comme le montre le tableau 2.2.

Tableau 2.2 | Prévalence de l'incontinence urinaire selon l'âge

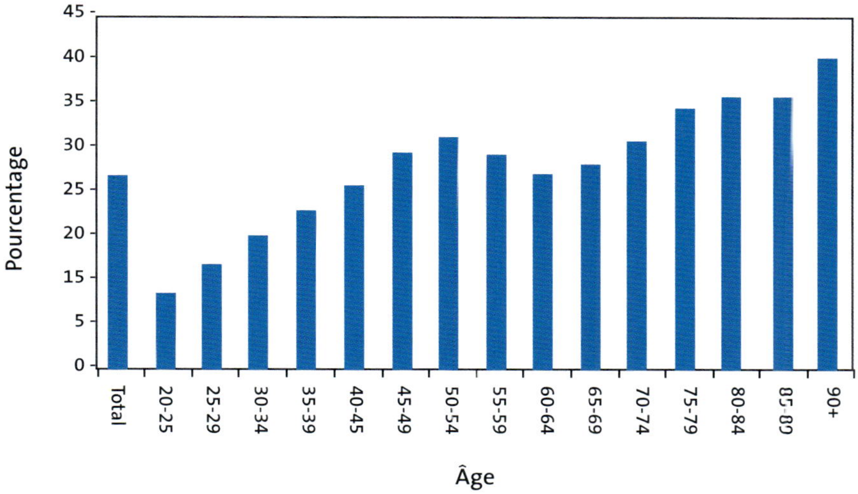

Source : Hunskaar S. et coll. « Epidemiology and Natural History of Urinary Incontinence in Women ». *Urology*. 2003;62(4 Suppl 1):16-23.

Voici les différents facteurs de risque de l'incontinence urinaire. Les plus importants seront abordés en détail, dans les prochains chapitres.

Tableau 2.3 | Facteurs de risque associés à l'incontinence urinaire

Facteurs prédisposants	› Prédisposition familiale › Genre › Race › Anomalies anatomiques, neurologiques et musculaires
Facteurs secondaires	› Grossesse › Accouchement › Nombre de grossesses
Facteurs favorisants	› Obésité › Constipation › Ménopause › Infections urinaires › Maladies pulmonaires

Facteurs favorisants (suite)	› Tabagisme › Toux chronique › Alimentation (irritants vésicaux) › Maladies neurologiques › Drogues et médicaments
Autres facteurs	› Âge › Démence et troubles cognitifs › Comorbidités et changements de l'environnement

Peut-on traiter l'incontinence urinaire chez la femme ménopausée ?

Dans la plupart des cas, on peut y parvenir efficacement. Les principaux traitements de l'incontinence urinaire sont les traitements conservateurs, les médicaments et les chirurgies[5].

Les guides de pratique clinique nationaux et internationaux recommandent les traitements conservateurs comme traitements de première ligne[6]. Ceux-ci devraient donc être effectués en premier lieu, avant la médication et la chirurgie. Ils comprennent :

- Les exercices des muscles du plancher pelvien ;
- La rééducation de la vessie et la suppression des envies pressantes ;
- Les changements de comportements et d'habitudes de vie.

Ces trois éléments seront abordés tout au long de ce guide pratique.

Question

Est-il préférable de faire tous les exercices demandés, quitte à être fatiguée pendant les séries, ou de les faire en plusieurs étapes lorsqu'on sent la fatigue s'installer ? La réponse au chapitre suivant.

5. Abrams, P. *Op. cit.*
6. *Ibid.*

3

L'entraînement musculaire : comment maximiser vos efforts

Identifier le mouvement

Pour que les exercices soient efficaces, il faut s'assurer de bien solliciter les muscles du plancher pelvien. Pour ce faire, couchez-vous sur le dos. Puis, placez une main entre vos jambes, par-dessus votre pantalon, au niveau du périnée. Contractez ensuite les muscles de votre plancher pelvien comme pour retenir l'urine et les gaz (*voir les figures 3.1 et 3.2, à la page 38*). Si vous faites le bon mouvement, vous devriez sentir moins de pression sur votre main parce que les muscles du plancher pelvien se déplacent vers l'intérieur du bassin (vers le haut) et vers le pubis (vers l'avant). Si vous sentez que les muscles poussent sur votre main (vers le bas), vous ne faites pas le bon mouvement. Comme nous l'avons mentionné au chapitre 1, il est très important de contracter adéquatement les muscles du plancher pelvien. Un mouvement contraire pourrait affaiblir davantage ces muscles et même amplifier les symptômes urinaires. Si vous n'arrivez pas à bien sentir le mouvement, vous pouvez utiliser les autres stratégies présentées au chapitre 1, à la page 26.

Figure 3.1 | Représentation de la région active lors de la contraction

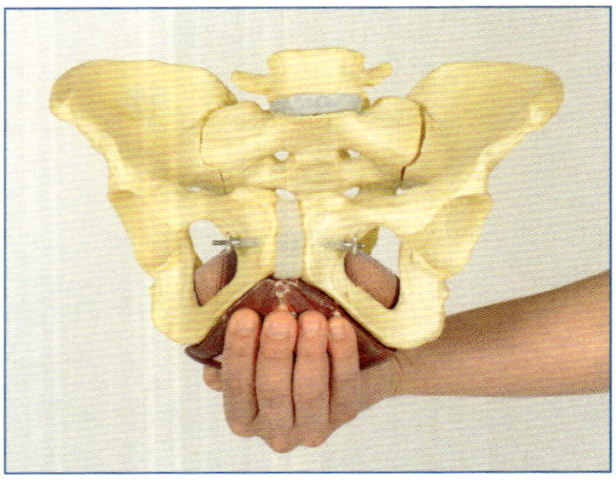

Figure 3.2 | Contraction des muscles du plancher pelvien en position couchée sur le dos

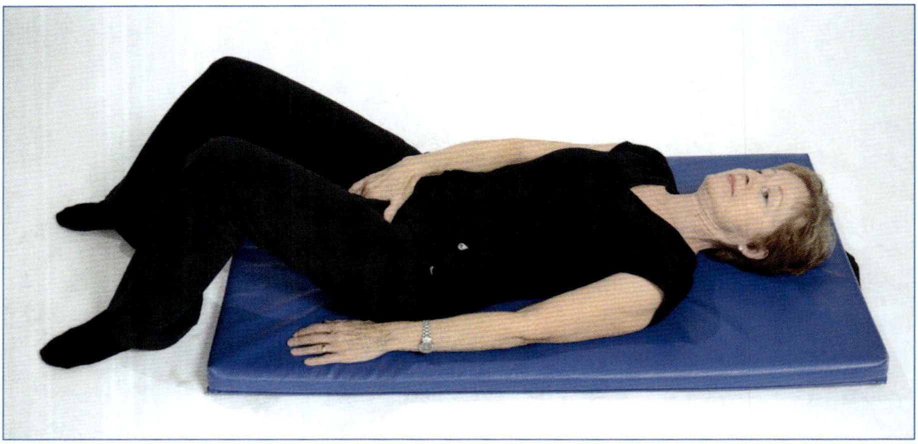

Produire une contraction d'intensité maximale

Il est très important de faire des contractions maximales pour renforcer les muscles du plancher pelvien. Des contractions de moindre intensité, peu importe le nombre de répétitions, n'aideront pas à renforcer vos muscles. Ainsi, il est essentiel de contracter les muscles au maximum à chaque répétition, en restant bien concentrée sur le mouvement à effectuer. Si les muscles sont fatigués, la sensation de contraction sera diminuée. Il est alors recommandé de prendre une pause et de recommencer plus tard.

Respirer normalement lors de l'exercice permettra de bien oxygéner vos muscles. Ainsi, pensez à bien inspirer par le nez puis, en expirant, contractez le plancher pelvien. Continuez à respirer normalement pendant toute la durée de l'exercice.

Pour obtenir une contraction maximale :

- Vous devez choisir un moment de la journée où vous pouvez consacrer environ 20 minutes à l'exécution des exercices, dans le calme et la tranquillité ;
- Les exercices sont plus faciles à faire s'ils sont intégrés dans une routine stable, à des moments spécifiques de la journée. Certaines femmes divisent leurs exercices pour mieux les incorporer à leur routine (par exemple, 10 minutes au lever et 10 minutes avant le souper) ;
- Il est préférable de faire les exercices le matin plutôt que le soir avant le coucher, puisque vos muscles sont plus fatigués en fin de journée ;
- Vous devez vous concentrer sur l'exercice et ne pas avoir de distraction (par exemple, ne pas regarder la télévision en faisant les exercices) ;
- En plus de votre routine de 20 minutes d'exercices du plancher pelvien, incorporez la contraction maximale dans vos activités quotidiennes en faisant le verrouillage périnéal (voir à la page suivante) avant de tousser, d'éternuer, de lever un objet lourd, de vous pencher, de vous lever d'une chaise ou avant de faire toute activité qui cause chez vous des fuites d'urine.

Le verrouillage périnéal et ses étapes

Afin de prévenir les fuites urinaires dans votre quotidien, il est important de contracter les muscles de votre plancher pelvien avant et pendant toute activité qui provoque des fuites. Cela correspond au verrouillage périnéal.

Voici les étapes du verrouillage périnéal :

1. Serrez les muscles du plancher pelvien ;
2. Maintenez la contraction tout en faisant votre effort (par exemple, tousser, éternuer, soulever un objet lourd, vous pencher, vous lever d'une position assise ou toute activité qui provoque des pertes d'urine involontaires[1]) ;
3. Après l'effort, relâcher lentement les muscles du plancher pelvien.

L'*adhérence* aux exercices

L'*adhérence* aux exercices fait référence au comportement d'une personne par rapport aux exigences de son programme d'exercices. Elle représente donc votre capacité de bien suivre les recommandations données dans ce programme. L'efficacité d'un renforcement des muscles du plancher pelvien dépend en grande partie de l'*adhérence* d'une personne à la pratique des exercices.

Le programme présenté dans ce guide doit être fait **cinq jours par semaine** afin d'obtenir des résultats optimaux. Ceux-ci devraient apparaître progressivement, après **quatre à six semaines**. Vous devriez pouvoir vous attendre à :

1. Dumoulin, C. et C. Tannenbaum. *L'incontinence : brisons le silence.* Québec : Ministère de la Famille et des Aînés, 2009.

- Un espacement des visites aux toilettes pour aller uriner, le jour et la nuit[2] ;
- Une réduction des fuites d'urine, de selles et de gaz, symptômes de descentes d'organes ;
- L'amélioration de votre qualité de vie (une plus grande confiance en vous lors de la participation à des activités à l'extérieur de la maison).

Question

Vrai ou faux ? La caféine est un irritant de la vessie. La réponse au chapitre suivant.

2. Bryant, C.M., Dowell C.J., Fairbrother G. « Caffeine Reduction Education to Improve Urinary Symptoms ». *British Journal of Nursing : Mark Allen Publishing.* 2002;11(8):560-5.

4

Les irritants de la vessie

Voici des aliments qui irritent la vessie et qui pourraient augmenter la fréquence de vos visites aux toilettes et/ou de votre incontinence urinaire.

La caféine

On la retrouve dans le café, le thé, le chocolat et les boissons gazeuses foncées, comme le cola.

Conseil

Afin de réduire vos mictions et vos incontinences, limitez votre consommation de caféine à 100 mg[1,2] par jour, ce qui équivaut à environ une tasse de café.

---

1. Bryant et coll., *Op. cit.*
2. Fowler et coll, 2009.

Tableau 4.1 | Voici la concentration de caféine que l'on retrouve dans différents aliments.

Boisson ou aliment	Concentration en caféine (en mg) pour 175 ml ou 6 oz
Café filtre	108 à 180
Café soluble régulier	60 à 90
Café soluble décaféiné	Moins de 6
Thé (faible)	18 à 24
Thé (fort)	78 à 108
Canette de boisson gazeuse	28 à 64 (pour 355 ml ou 12 oz)
Chocolat noir (56 g ou 2 oz)	40 à 50
Chocolat au lait (56 g ou 2 oz)	3 à 20

Les autres aliments pouvant irriter la vessie

- Certains mets épicés (mexicains, thaïlandais, indiens et cajuns).
- Les aliments acides (fruits et jus de fruits très acides : jus d'orange, de citron, de pamplemousse, de lime et d'ananas).
- Les tomates (jus de tomates, spaghetti à la tomate, sauce à pizza, sauce barbecue et chili).
- Les édulcorants (aspartame, sucralose).
- L'alcool.

Conseil

Réduisez — ou même cessez — votre consommation de ces aliments pendant une à deux semaines afin de vérifier leur impact sur la fréquence de vos mictions et de vos incontinences urinaires. Lorsque vous aurez une meilleure idée de leur impact réel sur votre vessie, vous pourrez choisir le moment où vous les consommerez (vous pouvez, par exemple, préférer boire un café le soir à la maison plutôt qu'au restaurant, avant d'aller au cinéma). Vous pourrez également vous assurer que plusieurs de ces irritants ne se retrouvent pas dans un même repas.

Conseils pratiques sur l'hydratation et la prévention des infections urinaires

Plusieurs femmes souffrant d'incontinence urinaire limitent leur consommation d'eau et de liquide, pensant diminuer ainsi la fréquence de leurs mictions et, donc, régler leur problème. Même si cela semble logique, cette stratégie ne produit pas l'effet escompté. Il est important de bien s'hydrater, car la réduction des apports en liquide augmente la fréquence des mictions, l'urgence et l'incontinence urinaire. Une urine trop concentrée irrite la vessie et engendre des fuites urinaires. Il faut donc boire au minimum 1,5 litre de liquide par jour et s'assurer que l'urine soit jaune pâle et claire. Toutefois, il est recommandé de réduire la consommation de liquide en soirée si vous avez des fuites urinaires ou si vous vous levez plusieurs fois pour aller aux toilettes pendant la nuit. Évitez également de boire beaucoup en peu de temps.

- Progressivement, prenez l'habitude de boire suffisamment (au minimum 1,5 litre de liquide par jour) et de vous assurer que votre urine soit jaune pâle.
- Évitez de retenir trop longtemps votre urine et urinez aux trois heures (plus de détails suivront à ce sujet au chapitre 7).
- Videz complètement votre vessie (à ce sujet, consultez le chapitre 7).
- Urinez systématiquement après les relations sexuelles.
- Essuyez-vous toujours de l'avant à l'arrière.

Comment contrôler les envies pressantes associées à l'incontinence urinaire d'urgence ?

Lorsque vous ressentez une envie pressante d'uriner, effectuez les étapes suivantes pour contrôler et faire disparaître l'envie :

1. **Arrêtez-vous !** Si possible, asseyez-vous. Le fait de vous asseoir sur un siège dur pourrait vous aider à retenir l'urine, car cela crée une pression sur votre périnée. Si vous ne pouvez pas vous asseoir, redressez-vous et demeurez immobile. L'envie est plus facile à contrôler en évitant de se pencher et de se précipiter aux toilettes ;
2. Prenez de grandes inspirations et détendez-vous ;
3. Contractez votre plancher pelvien rapidement et fortement, plusieurs fois (huit fois si possible) ou tentez de maintenir une forte contraction pendant huit à dix secondes ;
4. Pensez à autre chose (par exemple, comptez à rebours à partir de 100 ou pensez à un prénom de garçon ou de fille débutant par chacune des lettres de l'alphabet). Le travail mental joue un grand rôle dans le contrôle de la vessie ;
5. Si l'envie pressante d'uriner n'a pas disparu, répétez les étapes 1 à 4 ;
6. Attendez que l'envie urgente d'uriner passe ;
7. Lorsqu'elle est passée, rendez-vous aux toilettes sans vous presser si vous en ressentez toujours le besoin. Sinon, continuez vos activités.

Lorsque vous ressentez une envie pressante, il ne faut pas adopter la position illustrée à la figure 4.1 (se pencher vers l'avant), car cela cause une pression sur la vessie, ce qui accentue le sentiment d'envie pressante. Restez calme et effectuez les étapes 1 à 4 décrites plus haut.

Ne vous découragez pas si vous trouvez difficile de contrôler une envie pressante. Demeurez positive et continuez de pratiquer ces techniques chaque fois qu'une urgence urinaire se présente. Elles deviendront plus faciles à exécuter avec le temps. Avec de la pratique et des muscles du plancher pelvien forts et endurants, vous pourrez arriver à supprimer l'envie pressante d'aller aux toilettes. Dès que vous aurez réussi à quelques reprises et que vous aurez confiance en vous, vous pourrez pratiquer ces méthodes de contrôle à l'extérieur de chez vous[3].

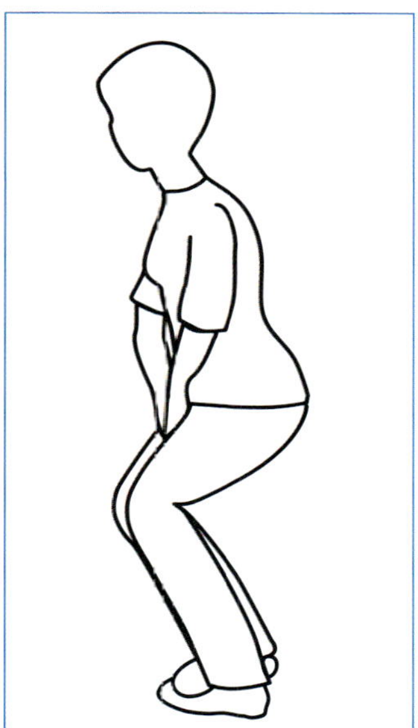

Figure 4.1 | Mauvaise position

Question

Vrai ou faux ? Le protège-dessous est la meilleure protection contre les fuites urinaires. La réponse au chapitre suivant.

3. Dumoulin C. *Avant et après bébé : Exercices et conseils.* Montréal : Éditions du CHU Sainte-Justine, 2011.

5

Comment choisir les bonnes protections ?

Au début de la rééducation de la vessie et des muscles du plancher pelvien, le port de protection peut être souhaitable afin de vous protéger des fuites inattendues. Il existe différents types de protection.

Les protections jetables pour sécrétions vaginales (protège-dessous)

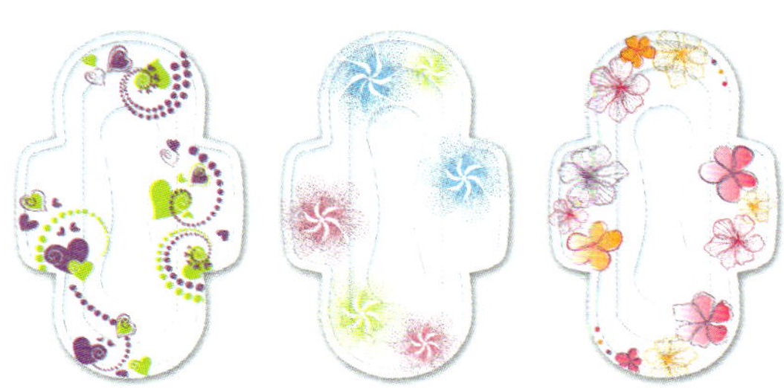

Les protections jetables pour les menstruations et l'incontinence

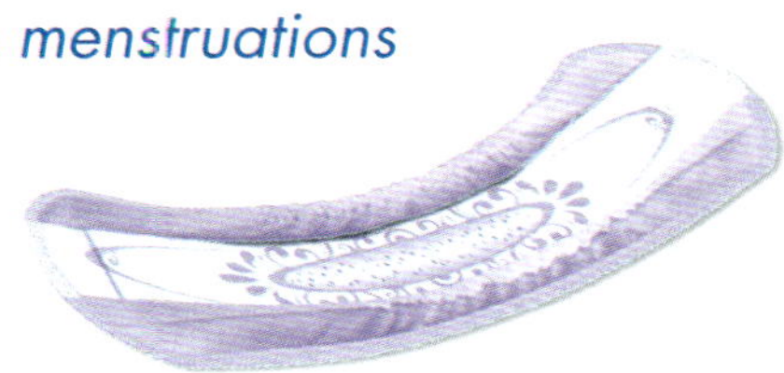

Les protections et culottes lavables

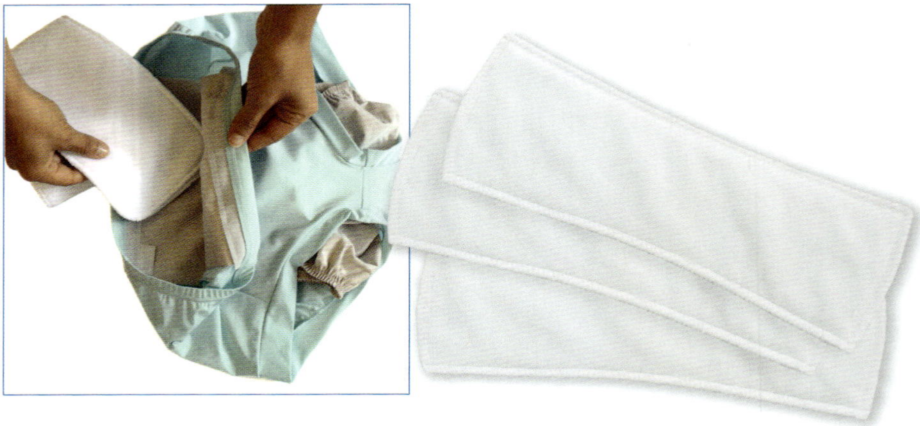

Les sous-vêtements lavables

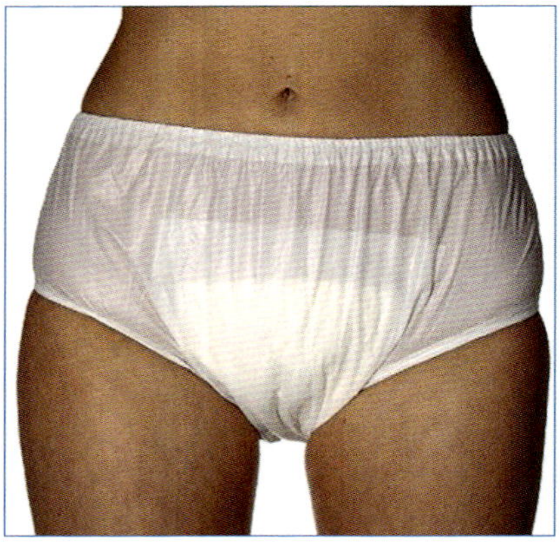

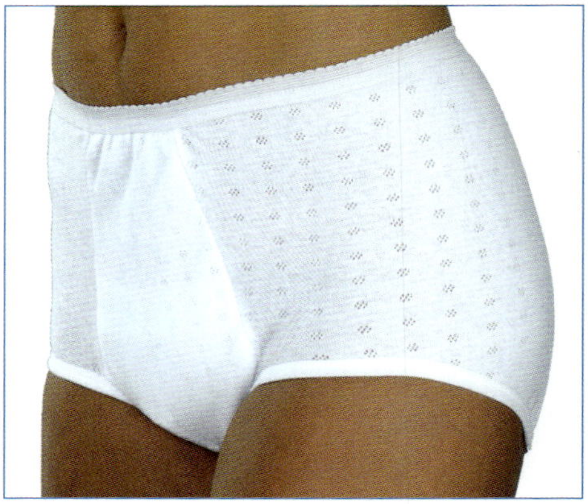

Les culottes jetables

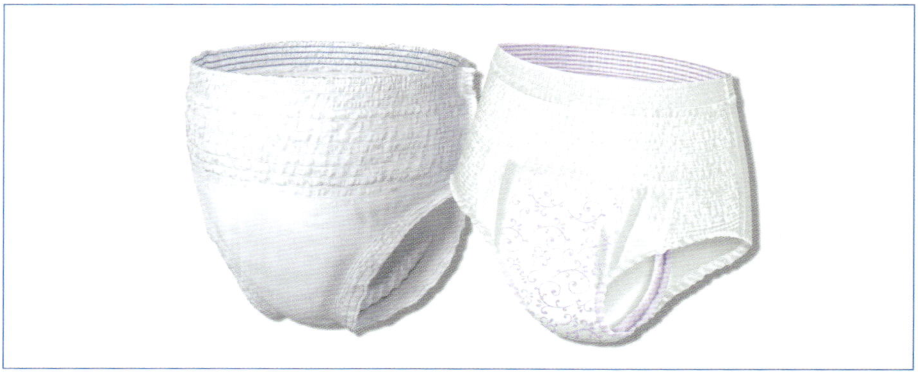

Les protections jetables sont en vente dans la plupart des pharmacies. Les produits lavables sont aussi disponibles en pharmacie en plus d'être vendus dans les magasins de fournitures médicales. Sachez qu'il n'existe pas de type de protection qui soit parfait pour toutes les femmes. Vous devez donc être sélective et choisir celui qui convient le mieux à vos besoins (quantité et fréquence des fuites urinaires) et à votre confort (morphologie et sensibilité de la peau). Le tableau 5.1 vous permettra de bien choisir le type de protection le mieux adapté à votre situation et à vos habitudes de vie.

Tableau 5.1 | Protections

Type de protection	Sévérité de l'incontinence	Avantages	Inconvénients
Les protections jetables pour sécrétions vaginales (protège-dessous)	Légère	› Faible coût. › Adhèrent directement aux sous-vêtements. › Discrètes.	› Absorption limitée. › Petite zone de protection (ne protège pas l'intérieur des cuisses).
Les protections jetables pour menstruations et incontinence	Légère à modérée	› Protection fiable › Adhèrent directement aux sous-vêtements. › Offertes en différentes tailles et capacités d'absorption.	› Coût plus élevé.
Les protections lavables	Légère à modérée	› Faible coût. › Réutilisables. › Adhèrent aux sous-vêtements.	› Doivent être lavées avant chaque utilisation. › Doivent être bien nettoyées pour éviter les odeurs et les irritations de la peau.

Type de protection	Sévérité de l'incontinence	Avantages	Inconvénients
Les sous-vêtements lavables	Légère à modérée	› Faible coût. › Couvrent une grande zone de protection. › Réutilisables.	› Doivent être lavés avant chaque utilisation. › Doivent être bien nettoyés pour éviter les odeurs et les irritations de la peau.
Les culottes jetables	Modérée à sévère	› Fiables. › Couvrent une grande zone de protection. › Pratiques pour les fuites nocturnes.	› Coût plus élevé. › Discrétion moindre.
Les culottes lavables	Modérée à sévère	› Fiables. › Couvrent une grande zone de protection. › Réutilisables. › Pratiques pour les fuites nocturnes.	› Discrétion moindre. › Doivent être lavées avant chaque utilisation. › Doivent être bien nettoyées pour éviter les odeurs et les irritations de la peau.

Choisir le bon type de protection est important, non seulement pour vous donner la confiance voulue, mais aussi pour protéger votre peau contre l'humidité. Si la peau sensible de la région génitale et de l'aine n'est pas gardée au sec, vous risquez de voir se développer des éruptions ou des infections cutanées pouvant même, dans certains cas, se transformer en plaies. Afin de prévenir de telles complications :

- Assurez-vous de changer le produit aussi souvent que nécessaire ;
- Évitez d'ajouter des papiers-mouchoirs à vos protections ;

- Évitez les lingettes nettoyantes à base d'alcool, car elles pourraient assécher votre peau ;
- Au besoin, utilisez des crèmes isolantes comme le Zyncofax® sur la région irritée. Cette crème offre une protection supplémentaire et empêche l'humidité de pénétrer la peau[1].

Question

Vrai ou faux ? Pratiquer régulièrement une activité physique aide à prévenir la constipation. La réponse au chapitre suivant.

1. Gajewski J., G. Harrison et L. Valiquette. *La source, votre guide pour un meilleur contrôle de la vessie*. Peterborough : La fondation d'aide aux personnes incontinentes, 2012.

6

La constipation chronique

Le lien entre la constipation chronique et l'incontinence urinaire

Vous souffrez de constipation chronique si :

› Vous éprouvez deux des symptômes suivants lorsque vous allez à la selle et que ceux-ci persistent pendant au moins 12 semaines (pas nécessairement consécutives) durant l'année :

  - Vous devez pousser de façon importante au moins une fois sur quatre ;
  - Vous avez des selles dures ou granuleuses au moins une fois sur quatre ;
  - Vous avez une sensation d'évacuation incomplète au moins une fois sur quatre ;
  - Vous avez une sensation de blocage au moins une fois sur quatre ;
  - Vous devez mettre un doigt dans le vagin ou l'anus pour vous aider à vidanger au moins une fois sur quatre ;
  - Vous allez à la selle moins de trois fois par semaine.

La figure 6.1 montre le cheminement pouvant mener de la constipation chronique à l'incontinence urinaire.

Figure 6.1 | De la constipation chronique à l'incontinence urinaire

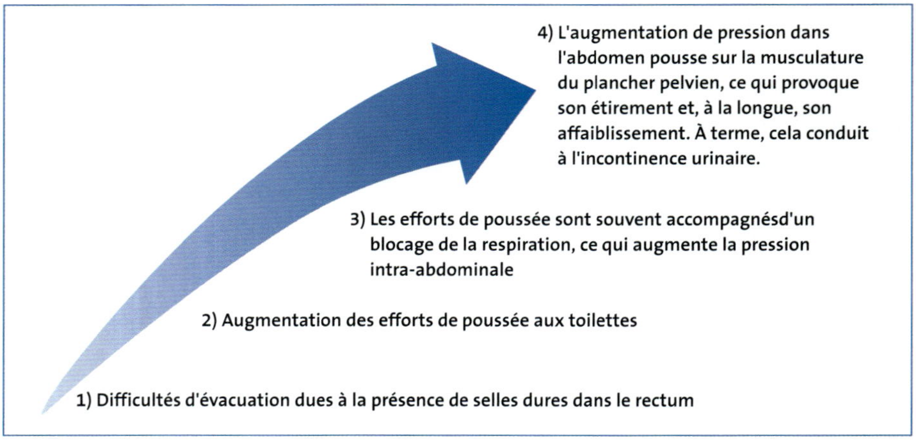

Les causes de la constipation associées aux habitudes de vie

- Alimentation faible en fibres.
- Hydratation insuffisante.
- Sédentarité, inactivité physique.
- Négligence dans les habitudes de défécation (par exemple, ignorer la sensation d'envie et attendre trop longtemps avant d'aller aux toilettes).

Les astuces pour prévenir la constipation

- Buvez suffisamment d'eau (au minimum 1,5 litre par jour).
- Portez attention à votre alimentation :
  - Ajoutez des fibres à votre régime alimentaire (*voir le tableau 6.1*). La quantité recommandée est de 21 g par jour. Toutefois, il est préférable d'augmenter progressivement la consommation de fibres alimentaires afin de prévenir les flatulences et les

ballonnements (augmenter d'environ 5 g par semaine, selon la tolérance) ;

- Ajoutez également des pruneaux et du jus de pruneau à votre alimentation, car cet aliment favorise le péristaltisme intestinal qui permet l'évacuation des selles. Le péristaltisme intestinal consiste en la progression des aliments dans le tube digestif.

Tableau 6.1 | Quantité de fibres dans certains aliments

Aliments	Portion	Fibres
Céréales All-Bran Original® (son de blé)	1/2 tasse	12 g
Céréales All-Bran Buds® (son de blé et psyllium)	1/3 tasse	11 g
Céréales Fibre 1®	1/3 tasse	14 g
Légumineuses	2/3 tasse	8-14 g
Gruau	2/3 tasse	5 g
Pain de grains entiers	1 tranche	2 g
Avocat	1/2 fruit	7 g
Choux de Bruxelles	1 tasse	6 g
Poire avec pelure	1 fruit moyen	5 g
Petits pois verts	1/2 tasse	5 g
Carottes crues	1 tasse	4 g
Pomme	1 fruit moyen	4 g
Dattes	portion de 5 dattes	4 g

- Pratiquez une activité physique de façon régulière. Afin de retirer tout le potentiel de l'effet de l'activité physique sur le péristaltisme intestinal, effectuez celle-ci après les repas.
- Massez vos intestins après chaque repas (*voir la figure 6.2, à la page 59*). Avec la paume de votre main, massez en profondeur trois fois, en faisant de petits cercles :

1. Du bassin droit jusqu'aux côtes droites ;
2. Du bassin droit jusqu'aux côtes droites, puis jusqu'aux côtes gauches, sans lever la main ;
3. Du bassin droit jusqu'aux côtes droites, puis jusqu'aux côtes gauches, puis jusqu'au bassin gauche.

Plusieurs médicaments, dont les anti-inflammatoires, le calcium et le fer, peuvent causer de la constipation. Vérifiez auprès de votre pharmacien ou de votre médecin si certains de vos médicaments contribuent à la constipation et, le cas échéant, s'ils peuvent être cessés ou modifiés.

Si la constipation persiste malgré les approches non médicamenteuses décrites plus haut, la prise occasionnelle, ou sur une courte période, de laxatifs en vente libre (par exemple, le docusate de sodium (Colace®) ou le senna (Sonokot®) peut être utile. Si la constipation persiste malgré la prise occasionnelle de ces laxatifs, ou s'il devient nécessaire de les prendre chaque jour durant plusieurs semaines, il serait préférable de consulter un médecin ou un pharmacien pour ajuster le traitement.

Afin d'éviter l'affaiblissement des muscles de votre plancher pelvien, il est également important de ne pas pousser en bloquant votre respiration lors de la défécation (*à ce sujet, voir la section La position et la technique de défécation, à la page 59*).

Pour faciliter l'évacuation des selles, attendez de ressentir l'envie d'aller à la selle d'abord. Puis, au moment opportun, adoptez une position adéquate (*voir la figure 6.3 et la section La position et la technique de défécation, à la page 59*).

Figure 6.2 | Massage abdominal favorisant l'évacuation des selles

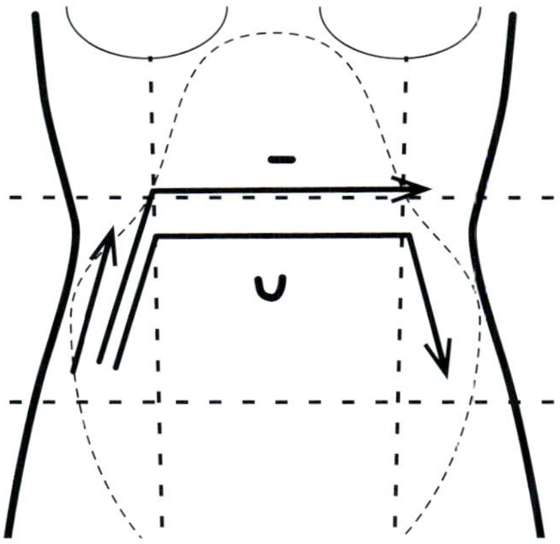

Figure 6.3 | Position adéquate lors de la défécation

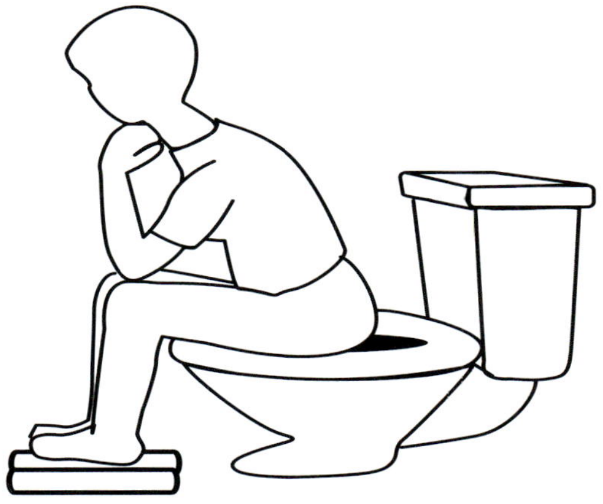

La position et la technique de défécation

- Aux toilettes, prévoyez un support d'environ 15 cm (par exemple, un dictionnaire ou un escabeau pliant d'une seule marche). Placez-y vos pieds, bien à plat, afin que vos genoux soient plus hauts que vos hanches. Cette position imite la position accroupie, qui est la plus favorable pour aller à la selle.

› En gardant le dos droit, penchez-vous légèrement vers l'avant. Fermez votre poing, collez-le sur votre bouche, puis expirez dans votre poing fermé. Cette technique permet l'évacuation des selles sans pousser puisqu'elle crée une orientation optimale de la poussée. Il est important de ne pas pousser en bloquant votre respiration, car cela provoque une trop grande pression sur le périnée. Si vous n'arrivez pas à évacuer rapidement, n'insistez pas trop et attendez plutôt de ressentir à nouveau le besoin d'aller à la selle.

N'oubliez pas qu'il est préférable d'attendre de ressentir le besoin pour aller à la selle.

Question

Vrai ou faux ? Il est normal de se lever deux fois durant la nuit pour aller uriner. La réponse au chapitre suivant.

7

La rééducation vésicale

L'élimination de l'urine dans son ensemble correspond à la diurèse. La diurèse dépend de la quantité d'eau contenue dans les liquides et les aliments qui ont été consommés. L'eau qu'on boit se rend jusqu'aux intestins, d'où elle est absorbée par les vaisseaux sanguins. Par la suite, le sang est filtré par les reins, qui retiennent l'eau et les déchets de l'organisme. Ceux-ci sont ensuite emmagasinés dans la vessie jusqu'à son élimination. Ainsi, l'urine est composée à 95 % d'eau. Les 5 % restants sont constitués essentiellement d'urée, un déchet de l'organisme provenant de la dégradation des protéines, et de chlorure de sodium (du sel).

Lors d'une miction normale, vous éliminez l'équivalent d'environ 250 ml de liquide. Il est donc normal d'uriner cinq à sept fois par jour. Toutefois, l'eau, qui est un élément essentiel pour votre corps, n'est pas entièrement éliminée dans l'urine. En effet, le corps sécrète une hormone, l'hormone antidiurétique (ADH), qui permet de réabsorber l'eau dans la circulation sanguine. Cette hormone est plus présente la nuit, ce qui explique pourquoi vous ressentez moins le besoin d'aller uriner durant votre sommeil.

Figure 7.1 | Le « trajet » de l'eau

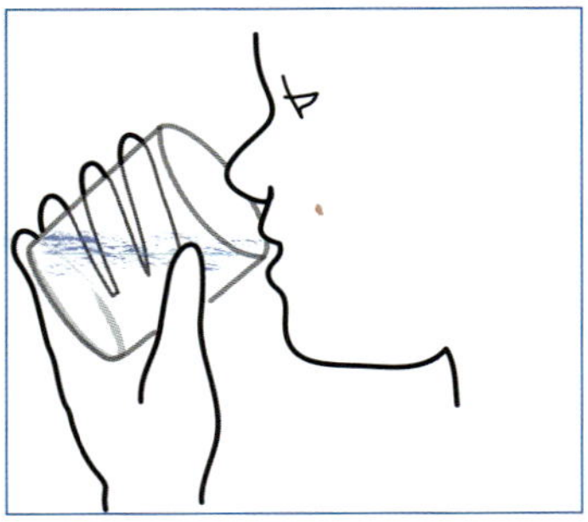

Ingestion de l'eau.

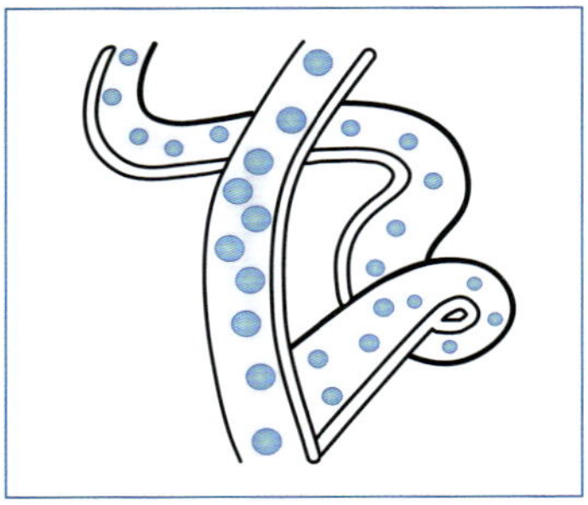

L'eau présente dans les intestins est **absorbée** par les vaisseaux sanguins.

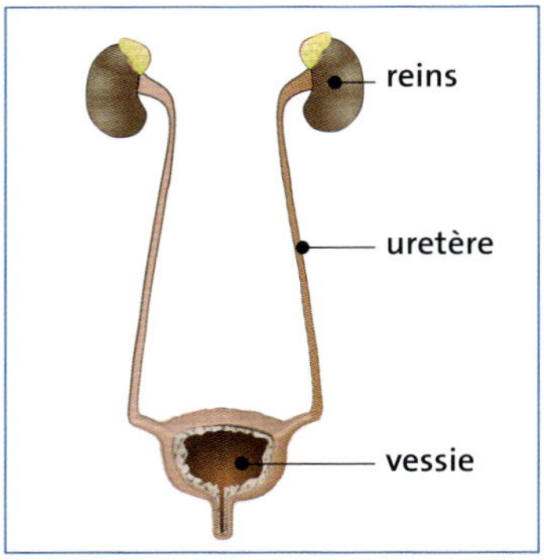

Les **reins** filtrent le sang contenu dans les vaisseaux sanguins et absorbent l'eau et les déchets de l'organisme. Ceux-ci sont ensuite emmagasinés dans la vessie et forment l'urine.

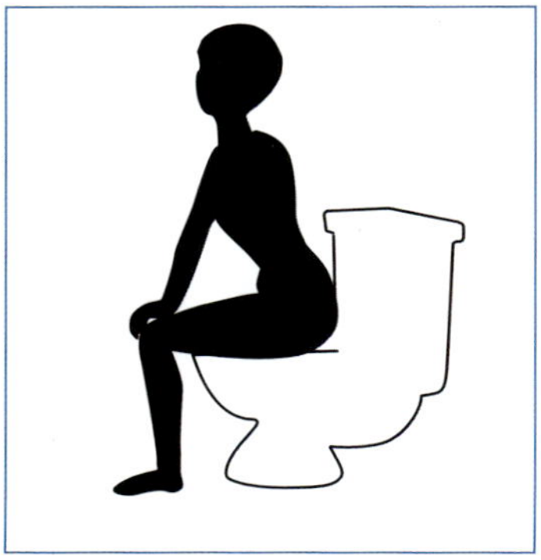

Action d'uriner : élimination de l'urine via l'urètre.

En vieillissant, la capacité de la vessie diminue. C'est pourquoi les problèmes de contrôle de la vessie telles les envies pressantes et les mictions fréquentes se présentent plus souvent durant la journée. La production de l'hormone ADH diminue également avec le vieillissement. Par conséquent, les femmes âgées éprouvent du même coup une augmentation de la fréquence des mictions durant la nuit.

Les problèmes de circulation sanguine, plus fréquents avec l'âge, peuvent aussi augmenter la fréquence des mictions pendant la nuit. En effet, une mauvaise circulation sanguine peut occasionner une accumulation de liquide (œdème) au niveau des membres inférieurs (jambes et chevilles). Cet œdème est favorisé par la position debout, ce qui explique que la majorité des gens le remarquent en fin de journée. Par contre, lorsque ces personnes se couchent, la circulation sanguine des membres inférieurs (jambes et chevilles) est favorisée par la position horizontale. La vessie est alors fortement activée et le besoin d'uriner apparaît.

Réduisez l'œdème des jambes et des chevilles en portant des bas de soutien ou en relevant vos jambes pendant une demi-heure durant la journée pour favoriser la filtration graduelle du liquide et limiter vos envies nocturnes.

Après l'âge de 60 ans, vous devriez vous attendre à :

- **Vous lever la nuit pour aller uriner à une ou deux reprises ;**
- **Uriner environ aux deux heures et demie à trois heures pendant la journée.**

La rééducation de la vessie

La présence des éléments suivants dans votre quotidien confirme que vous avez un problème et que vous devriez faire une rééducation de votre vessie :

1. Vous devez vous lever plus de deux fois durant la nuit pour aller uriner et cela nuit à votre sommeil ;
2. Vous devez uriner plus souvent qu'aux deux heures et demie pendant la journée ;
3. Lorsque vous allez dans un nouvel endroit, vous devez toujours localiser les toilettes en premier lieu ;
4. Vous avez des pertes d'urine importantes qui vous obligent à changer vos sous-vêtements ;
5. Vous hésitez à sortir de la maison ou à prévoir des activités pour plus de deux heures lorsque vous ne savez pas si vous aurez accès à des toilettes.

Le programme de rééducation de la vessie

Le programme de rééducation vésicale a pour but d'étirer progressivement la vessie pour :

- Augmenter sa capacité de mise en réserve de l'urine afin d'espacer les visites aux toilettes ;
- Diminuer les visites aux toilettes la nuit ;
- Mieux contrôler les envies pressantes.

Ce programme s'adresse donc à toute personne qui ressent fréquemment le besoin d'uriner et qui est aux prises avec des envies pressantes pouvant causer des fuites urinaires.

Au chapitre 4, nous avons décrit les techniques pour supprimer les envies pressantes d'uriner. Ici, nous proposons de « rééduquer » la vessie pour qu'elle puisse retenir l'urine plus longtemps en utilisant les techniques enseignées précédemment. Pour être efficace, ce programme de rééducation doit être suivi pendant au moins 12 semaines.

Étant donné que ces techniques sont nouvelles pour vous et que vos muscles du plancher pelvien sont affaiblis, il est possible qu'elles ne soient pas efficaces tout de suite. Vous pourriez donc avoir quelques fuites d'urine en les pratiquant. Pour cette raison, il est important de commencer le programme de rééducation de la vessie dans un endroit sûr, comme à la maison. Lorsque vous maîtriserez ces techniques, il vous sera possible de les intégrer à votre quotidien et de les utiliser, peu importe l'endroit où vous vous trouverez.

Comment espacer les visites aux toilettes ?

1. Calculez le temps habituel entre vos mictions.
2. Lorsque vous avez envie d'uriner et que vous y êtes allée il y a moins de deux heures et demie, essayez de vous retenir en utilisant les techniques décrites au chapitre 4, c'est-à-dire s'arrêter (et s'asseoir, si possible), se détendre, contracter les muscles du plancher pelvien rapidement et fortement plusieurs fois (huit fois) ou maintenir une forte contraction pendant huit à dix secondes et, finalement, penser à autre chose.
3. Si l'envie passe, continuez vos activités. Si l'envie est moins intense et que vous vous en sentez capable, attendez cinq minutes avant de vous rendre aux toilettes. Si l'envie est toujours aussi pressante, recommencez l'étape 2. Le but est de réussir à attendre cinq minutes avant d'aller uriner.
4. Faites cet exercice chaque fois que vous sentez le besoin d'uriner dans la journée et que vous y êtes allée il y a moins de deux heures et demie.
5. Chaque semaine, augmentez le temps d'attente de cinq minutes entre les mictions.
6. Le but est de pouvoir uriner aux deux heures et demie à trois heures environ pendant la journée.

Principes à retenir

- Essayez d'uriner seulement lorsque vous en ressentez l'envie. Vous apprendrez peu à peu à faire la différence entre une fausse envie (urgence) et une véritable envie d'uriner (avec une vessie pleine).
- N'allez pas aux toilettes « au cas où », sauf si vous sortez faire des courses pour une longue période ou si vous vous apprêtez à aller dormir, par exemple. À la longue, cela pourrait réduire la capacité de votre vessie.
- Prenez le temps de bien vider votre vessie. Lorsqu'on est trop pressée ou encore mal assise sur le siège des toilettes, il est possible qu'on n'arrive pas à vider complètement sa vessie (*voir la section Évitez les fuites post-mictionnelles, à la page 67*).
- Évitez de pousser pour vider votre vessie, car cela contribue à affaiblir vos muscles du plancher pelvien.
- Évitez une consommation excessive de liquide dans les trois à quatre heures qui précèdent le coucher et videz votre vessie avant d'aller au lit.

Attention ! Les facteurs suivants pourraient faire en sorte d'augmenter les fuites et les envies pressantes ou diminuer la capacité de votre vessie à retenir l'urine :

- La fatigue ;
- Une infection urinaire ;
- Le fait d'être anxieuse, émotive ou stressée ;
- Le temps froid et humide ;
- La maladie.

Il est important que vous soyez consciente de votre état physique et psychologique afin de mieux prévoir l'augmentation des fuites d'urine et des envies pressantes. Il peut s'avérer préférable de porter une protection lorsque vous ne vous sentez pas dans un bon état.

Évitez les fuites post-mictionnelles

Afin d'éviter les fuites post-mictionnelles (c'est-à-dire les fuites d'urine qui ont lieu en se relevant des toilettes ou quelque temps après avoir uriné), vous devez vous assurer de bien vider votre vessie lorsque vous urinez.

Pour ce faire, prenez le temps de vous asseoir sur les toilettes (*voir la figure 7.2*) et urinez sans pousser. Lorsque vous avez terminé, balancez votre tronc de l'avant vers l'arrière. Répétez la position à quelques reprises. Ces oscillations permettront de faire basculer la vessie, légèrement descendue (*voir le chapitre 9, à la page 73*), afin que son contenu soit complètement évacué.

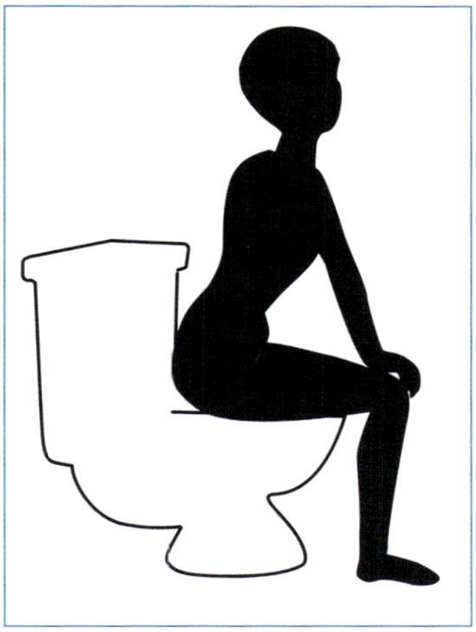

Figure 7.2 | Bonne position à adopter aux toilettes pour uriner

Question

Vrai ou faux ? Les femmes présentant un surplus de poids ont plus de risque d'être atteintes d'incontinence urinaire à l'effort. La réponse au chapitre suivant.

8

Les facteurs de risque

Voici une liste des principaux facteurs qui peuvent accroître le risque d'avoir des fuites urinaires.

Le tabagisme

Le tabagisme a un impact sur l'incontinence urinaire. En effet, le tabac entraîne des effets néfastes sur certaines hormones, comme l'œstrogène. Cela a pour conséquence de diminuer la fonction du sphincter urétral (une composante des muscles du plancher pelvien) et, ainsi, d'augmenter les risques de fuites d'urine. Le tabagisme peut également causer des contractions involontaires de la vessie, accentuant le sentiment d'envie pressante[1]. De plus, fumer augmente le risque de toux chronique, un autre facteur pouvant causer l'incontinence urinaire (*voir la section La toux, à la page 70*).

---

1. MacDonald, D.R. *In Control Again, A personal Workbook.* 3e édition, Capital Health, 2003.

Conseil

Il est fortement conseillé de cesser de fumer. Pour y parvenir, vous pouvez demander l'aide de votre médecin ou de votre pharmacien. Vous pouvez également vous inscrire et participer à des groupes de soutien mis sur pied pour aider à arrêter de fumer. Le soutien des pairs s'avère très utile pour modifier certains comportements[2].

La toux[3]

La toux chronique, qui peut être secondaire à certaines affections pulmonaires, au tabagisme ou à d'autres facteurs, peut affecter votre vessie. En effet, lors de la toux, la pression abdominale est augmentée, créant une pression vers le bas, sur la vessie. Cela peut causer des fuites urinaires à l'effort. Si la toux est chronique, elle peut, à long terme, affaiblir de façon significative les muscles du plancher pelvien.

Conseils

Il est conseillé de diminuer ou de cesser tout comportement nocif causant la toux, par exemple la cigarette. Si votre toux persiste longtemps, il est fortement recommandé de consulter un médecin.

Il est également important de penser à faire le verrouillage périnéal (*voir le chapitre 3, à la page 40*), qui consiste à contracter les muscles du plancher pelvien avant de tousser et à maintenir la contraction pendant la toux.

2. Le défi *J'arrête J'y gagne*. [En ligne]. Montréal : Capsana. [Modifié le 25 juillet 2015 ; cité le 26 juillet 2015]. Disponible : www.defitabac.qc.ca
3. L'Association pulmonaire du Canada. [En ligne]. *Toux chronique*. [Modifié le 28 août 2014 ; cité le 27 juillet 2015]. www.poumon.ca/sant%C3%A9-pulmonaire/maladies-pulmonaires/toux-chronique

Le poids corporel

Les femmes souffrant d'embonpoint ont un risque plus élevé d'être atteintes d'incontinence urinaire à l'effort, car le surplus de poids entraîne une pression constante sur la vessie et sur les muscles du plancher pelvien, qui risquent d'être étirés et, ainsi, affaiblis.

Tableau 8.1 | Risque pour la femme adulte d'être atteinte d'incontinence urinaire en fonction de son poids[4]

Poids	Augmentation du risque
Surplus de poids	2 fois
Obésité modérée	3 fois
Obésité sévère	4 fois
Obésité morbide	5 fois

Conseils

Il est conseillé de perdre du poids ou de maintenir un poids santé, car cela aide à diminuer la pression exercée sur la vessie et les muscles du plancher pelvien, réduisant ainsi l'incontinence urinaire.

Si vous devez perdre du poids, adoptez une alimentation saine et faites de l'exercice physique. Au besoin, consultez une nutritionniste et un kinésiologue afin d'obtenir un plan alimentaire et un programme d'exercices adaptés à vos besoins.

L'activité physique

Comme nous l'avons vu auparavant, l'activité physique est bénéfique à plusieurs points de vue. Toutefois, certains types d'activités

4. Hannestad Y.S., G. Rortveit, A.K. Daltveit et S. Hunskaar. « Are Smoking and Other Lifestyle Factors Associated with Female Urinary Incontinence? The Norwegian EPINCONT Study ». *BJOG : An International Journal of Obstetrics and Gynaecology*. 2003;110(3):247-54.

ou d'exercices physiques (comme les sauts et la course) peuvent augmenter le risque d'incontinence urinaire. C'est pourquoi il est important de privilégier les exercices qui ont de faibles impacts ou qui n'en ont pas.

Conseils

Voici quelques conseils pour vous guider dans vos activités.

- Évitez de bloquer votre respiration lorsque vous soulevez des charges et expirez pendant l'effort pour réduire la pression sur les muscles du plancher pelvien et la vessie.
- Évitez les activités à risque telles que les sauts et la course jusqu'à ce que votre plancher pelvien soit rééduqué, puisque les impacts répétés des viscères sur les muscles du plancher pelvien contribuent à leur affaiblissement. Préférez plutôt la marche, la bicyclette et la natation.

Question

Qu'est-ce qu'un prolapsus génital ? La réponse au chapitre suivant.

9

Le prolapsus génital et les symptômes associés à la ménopause

Le prolapsus génital est la descente d'un organe, par exemple la vessie, l'utérus ou le rectum, dans le vagin (*pour la définition des organes, voir le chapitre 1, à la page 23*). Il est fréquent, puisque le tiers des femmes souffrira d'une descente d'organe à un moment de sa vie.

Voici les principales causes d'un prolapsus :

- La ménopause ;
- Les grossesses et les accouchements vaginaux ;
- La constipation ;
- Le surpoids et l'obésité ;
- La toux chronique.

Tous ces facteurs de risque ont pour conséquence ultime l'affaiblissement des muscles du plancher pelvien et des autres tissus. Le support des organes dépend de l'intégrité des muscles du plancher pelvien, des ligaments et autres tissus, et du bon fonctionnement de ces structures. Il est donc important d'adopter de bonnes habitudes de vie afin de mieux gérer les facteurs contrôlables comme le surpoids, l'obésité et la toux chronique reliée au tabac (*voir le chapitre 8, à la page 69*). Il y a plusieurs types de prolapsus chez la femme (*voir le tableau 9.1, à la page 74*).

Tableau 9.1 | Les types de prolapsus les plus fréquents

Cystocèle	Bascule et descente de la vessie dans le vagin
Hystérocèle/ prolapsus utérin	Descente de l'utérus, du col utérin et du vagin supérieur
Rectocèle	Bascule et descente du rectum dans le vagin

Figure 9.1 | Les prolapsus : le cystocèle, l'hystérocèle ou prolapsus utérin et le rectocèle

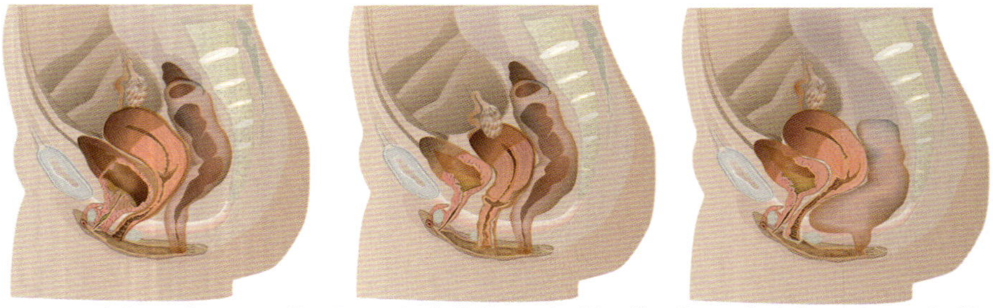

Descente de la vessie – cystocèle Descente de l'utérus – hystérocèle Descente de la vessie – rectocèle

On retrouve également différents stades de prolapsus, définis par la sévérité de la descente de l'organe dans le vagin selon l'échelle de Baden Walker.

Tableau 9.2 | Les différents stades de prolapsus

Stade 1	Prolapsus n'arrivant pas jusqu'à l'orifice vulvaire
Stade 2	Prolapsus arrivant jusqu'à l'orifice vulvaire, mais ne le dépassant pas
Stade 3	Prolapsus dépassant l'orifice vulvaire
Stade 4	Sortie complète de l'organe hors du vagin

Les symptômes d'un prolapsus

- Une sensation de lourdeur (présence) dans le vagin ;
- Une sensation de douleur au niveau du périnée ;
- Des douleurs lors de la pénétration vaginale ;
- Une sensation de trop-plein dans le rectum ;
- Des pressions lombaires ;
- De la difficulté à uriner (douleur) ;
- Une évacuation incomplète de l'urine ;
- De l'incontinence urinaire ;
- De l'incontinence fécale ;
- De la constipation.

Les traitements du prolapsus des organes pelviens génitaux

Le traitement d'un prolapsus dépend du type et de la sévérité de celui-ci. Dans un premier temps, un traitement conservateur comprenant des exercices de renforcement des muscles du plancher pelvien devrait être effectué. Au besoin, consultez une physiothérapeute avec une expertise en rééducation périnéale et pelvienne[1]. Si les exercices seuls ne suffisent pas, l'utilisation d'un pessaire (prothèse introduite dans le vagin afin de soutenir un organe qui descend) peut être une option. La chirurgie est envisageable en dernier recours. Consultez votre médecin pour en savoir plus au sujet des pessaires et de la chirurgie.

1. Hagen S. et D. Stark. « Conservative Prevention and Management of Pelvic Organ Prolapse in Women ». *The Cochrane database of systematic reviews*. 2011(12):Cd003882.

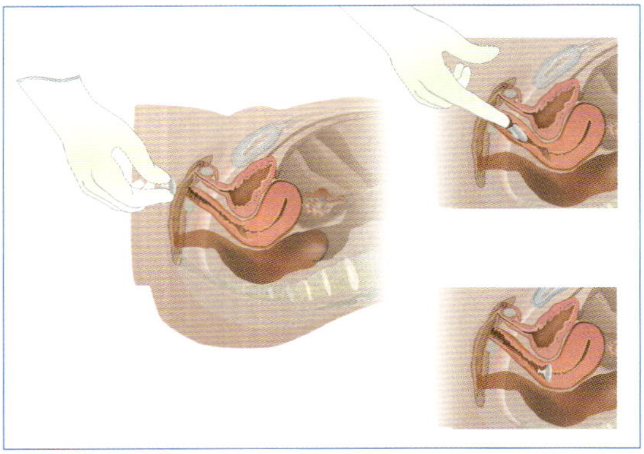

Figure 9.2 | Insertion d'un pessaire dans le vagin pour limiter la descente de l'utérus

Les symptômes uro-gynécologiques associés à la ménopause

Les symptômes d'inconfort et d'irritation de la région vulvo-vaginale[2]

Les symptômes d'inconfort et d'irritation de la région vulvo-vaginale correspondent à l'amincissement de la peau et des tissus de la vulve et du vagin. Cet amincissement est dû à la diminution d'œstrogène secondaire à la ménopause. L'œstrogène est une hormone féminine sécrétée par les ovaires. Elle régule les fonctions reproductrices chez la femme et préserve l'élasticité de la peau. La sécheresse vaginale est généralement le premier symptôme de l'atrophie vaginale. Elle est causée par la baisse de sécrétion de mucus (lubrification) par les glandes vaginales. La sécheresse vaginale, combinée à l'amincissement de la peau de la vulve et du vagin, peut engendrer une hypersensibilité de la région. Cette hypersensibilité peut rendre les frottements les plus doux, comme celui des sous-vêtements, douloureux. De même, la pénétration vaginale lors des relations sexuelles peut devenir très inconfortable. Une perte d'intérêt dans les activités sexuelles peut donc s'ensuivre.

2. La Société des obstétriciens et gynécologues du Canada. « Prise en charge de la ménopause ». *Journal d'obstétrique et gynécologie du Canada*. Septembre 2014;36(9).

Cette affection est très fréquente, car de 39 à 63 % des femmes ménopausées en sont atteintes[3]. Les exercices des muscles du plancher pelvien semblent avoir un effet positif sur Les symptômes d'inconfort et d'irritation de la région vulvo-vaginale puisqu'ils favoriseraient la circulation sanguine de la région périnéale et amèneraient une diminution de la sécheresse à cet endroit. Au début de leur pratique, les exercices du plancher pelvien peuvent irriter cette région à cause du frottement des parois vaginales. Toutefois, l'irritation diminue progressivement avec la pratique des exercices.

Si les exercices sont douloureux au début, réduisez le nombre de répétitions et espacez les séances, puis progressez lentement. Vous arriverez éventuellement à faire tous vos exercices sans provoquer de douleur ni d'inconfort.

L'urétrite atrophique

L'urétrite atrophique est secondaire à l'atrophie et à l'amincissement des tissus muqueux de l'urètre causés par la ménopause. Cette affection est caractérisée par l'irritation de la muqueuse urétrale et peut mener à l'incontinence d'urgence, l'augmentation de la fréquence urinaire, les envies pressantes et la douleur lors de la miction, et ce, en l'absence d'une infection urinaire active.

Conseils permettant d'atténuer les symptômes d'inconfort et d'irritation de la région vulvo-vaginale et de l'urétrite atrophique

Conseils hygiéniques

- Utilisez des savons doux.

3. Parish S.J., R.E. Nappi. M.L. Krychman S. Kellogg-Spadt J.A. Simon J.A. Goldstein et coll. « Impact of Vulvovaginal Health on Postmenopausal Women: A Review of Surveys on Symptoms of Vulvovaginal Atrophy ». *International Journal of Women's Health.* 2013 ; 5:437-47.

- Évitez d'utiliser des produits hygiéniques parfumés ou d'autres produits parfumés (mousse de bain, crèmes ou savons) qui entrent en contact avec la région vulvaire.
- Évitez d'avoir du shampoing dans la région vulvaire.
- Utilisez du papier hygiénique blanc, non recyclé et non parfumé.
- Tapotez votre vulve pour la sécher, ne frottez pas.
- Il est important de conserver la région vulvaire sèche ; si vous êtes souvent humide (à cause des fuites d'urine), gardez une seconde paire de sous-vêtements dans un petit sac pour vous permettre de les changer lorsqu'ils deviennent humides durant la journée.
- Utilisez un lubrifiant à base d'eau lors des relations sexuelles.

Conseils pour la lessive

- Utilisez du détergent non parfumé et doux pour vos sous-vêtements ou tout autre type de matériel ou vêtement qui entre en contact avec la région vulvaire (par exemple, les bas de pyjama, les vêtements d'exercice, les serviettes de bain).

Conseils pour le choix de vêtement

- Portez des sous-vêtements blancs, 100 % coton pour permettre à l'air d'entrer et à l'humidité de sortir.
- Évitez de porter des collants ; des bas qui montent jusqu'aux cuisses ou aux genoux sont recommandés.
- Évitez l'élasthanne (*spandex*, lycra) ou tout vêtement serré lorsque vous faites de l'entraînement physique.
- Enlevez rapidement tout vêtement mouillé, tels le maillot de bain ou les vêtements d'exercice.

Si, malgré tout, vous ressentez toujours ces symptômes, n'hésitez pas à en parler à votre médecin.

Question

Comment diminuer l'utilisation de protections ? La réponse au chapitre suivant.

10

Adieu les protections !

Vous avez vu dans les chapitres précédents qu'il était possible de contrôler vos envies pressantes et de réduire vos fuites urinaires à l'aide de la rééducation des muscles du plancher pelvien. Il est normal d'avoir recours à des protections (serviettes hygiéniques, protège-dessous ou autre) au début de la rééducation. L'objectif des exercices de rééducation est de tonifier et renforcer les muscles du plancher pelvien de même que d'améliorer leur coordination et leur endurance afin d'être capable de les activer efficacement lors de toute activité ou circonstance pouvant provoquer une fuite d'urine, et de pouvoir calmer les envies pressantes par de fortes contractions musculaires répétées du plancher pelvien. À la suite de la pratique régulière de ces exercices, vous aurez davantage confiance en votre capacité à éviter une fuite urinaire, peu importe l'endroit ou le moment de la journée. Vous pourrez donc vous permettre de retirer graduellement les protections.

Voici les étapes à suivre :

- Identifiez les moments de la journée ou de la semaine où vous avez recours à des protections ;

- Diminuez progressivement la durée pendant laquelle vous portez des protections en débutant dans un environnement familier, comme à la maison ;
- Éliminez totalement le port de protections lorsque vous êtes à la maison ;
- Diminuez progressivement la durée du port de protection à l'extérieur de la maison (par exemple, faites une promenade de 15 minutes sans protège-dessous) ;
- Augmentez graduellement la durée pendant laquelle vous ne portez pas de protection à l'extérieur de la maison (par exemple, faites une promenade de 30 minutes au lieu de 15 minutes et, ensuite, quand vous vous sentez prête, allez faire l'épicerie sans protection) ;
- Éliminez totalement le port de protection où que vous soyez.

Afin de vous rassurer dans votre démarche de sevrage des protections, vous pouvez conserver en tout temps des sous-vêtements de rechange dans votre sac à main.

Question

Combien de fois par semaine faut-il exécuter les exercices afin de conserver le degré de force acquis des muscles du plancher pelvien ? La réponse au chapitre suivant.

11

Maintenir les acquis !

La dernière étape d'un programme d'entraînement musculaire correspond à la période d'entretien des acquis. On entend par là le fait de poursuivre le programme d'exercices donné sur une base régulière. Cela est très important afin de maintenir les résultats obtenus à la suite des 12 semaines d'exercices. Ainsi, un entraînement fait trois fois[1] par semaine est suffisant pour garder une bonne fonction musculaire après un entraînement intensif.

Notez bien que les exercices de renforcement des muscles du plancher pelvien pourront être repris à une fréquence de cinq fois par semaine, ponctuellement, après un épisode important de constipation, de grippe ou à tout autre moment où vous ressentez un affaiblissement musculaire.

Les exercices recommandés pour l'étape d'entretien des acquis sont plus difficiles, car le temps de maintien de chaque contraction est plus long et ils sont effectués en fente avant, une position fonctionnelle qui s'apparente à la marche. Vous les trouverez à la page 115.

---

1. Bo K. « Pelvic Floor Muscle Training is Effective in Treatment of Female Stress Urinary Incontinence, but How Does It Work ? » *International Urogynecology Journal and Pelvic Floor Dysfunction*. 2004;15(2):76-84.

Il est également important de conserver de bonnes habitudes de vie (l'alimentation, l'hygiène et l'activité physique).

Figure 11.1 | Bienfaits du maintien d'un programme d'exercice du plancher pelvien et de bonnes habitudes de vie

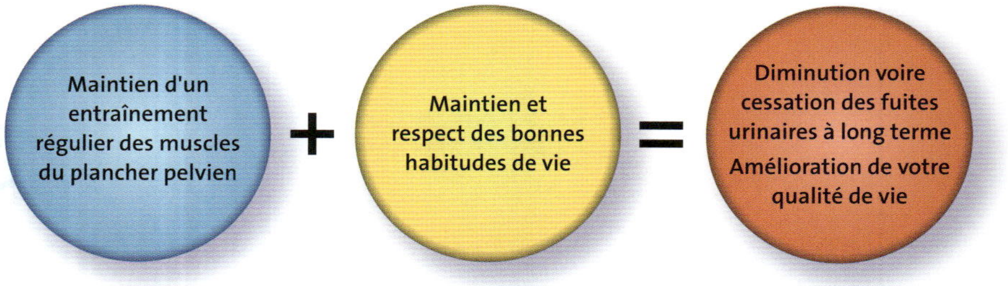

À retenir

- Soyez attentive aux situations qui affaiblissent les muscles du plancher pelvien :
    - La toux ou les éternuements chroniques (*voir le chapitre 8*) ;
    - La constipation (***voir le chapitre 6***) ;
    - L'obésité (*voir le chapitre 8*) ;
    - Les efforts physiques qui augmentent la pression abdominale (*voir le chapitre 8*).
- Consultez votre médecin si vous avez des allergies, une bronchite ou toute autre condition respiratoire qui vous fait tousser ou éternuer à répétition.
- Évitez la constipation en buvant 1,5 litre d'eau par jour, en augmentant la quantité de fibres dans votre alimentation (mangez des fruits et des légumes quotidiennement) et en marchant régulièrement (*voir le chapitre 8*).

- Attendez de ressentir l'envie d'aller à la selle et adoptez alors une bonne position, c'est-à-dire assise, les pieds surélevés et le corps légèrement penché vers l'avant. Si l'expulsion n'est pas spontanée, serrez le ventre et soufflez dans votre poing fermé. Il est important de ne pas pousser en bloquant votre respiration. Si vous n'arrivez pas à évacuer rapidement, n'insistez pas trop et attendez plutôt d'en ressentir à nouveau le besoin (*voir le chapitre 8*).
- Gardez un poids santé en adoptant une alimentation saine et en pratiquant des activités physiques (*voir le chapitre 8*).
- Évitez de bloquer votre respiration lors d'un effort physique (soulèvement de charge). Assurez-vous plutôt d'expirer pendant l'effort.

Partie 2

Programme d'exercices des muscles du plancher pelvien

Semaines 1 à 4

Les quatre exercices présentés ici devraient être faits tous les jours pendant quatre semaines. Ils peuvent être difficiles à effectuer au début, mais ils deviendront faciles avec le temps et la pratique. Pour vous faciliter la tâche, identifiez un moment de la journée où vous avez 20 minutes de calme et de tranquillité et faites-en une habitude quotidienne. Il est recommandé de ne pas faire une autre activité pendant vos exercices (regarder la télévision, lire, etc.).

Chaque jour, après avoir fait vos exercices, cochez les cases appropriées dans le calendrier (*voir à la page 91*).

À retenir

Rappelez-vous que la qualité des exercices est très importante ! Quelques bonnes contractions sont plus bénéfiques que plusieurs contractions à moitié bien faites. L'obtention de bons résultats demande du temps et des efforts.

Installez-vous en position couchée : vous devez être couchée sur le dos, genoux fléchis, pieds légèrement écartés et bras de chaque côté du corps.

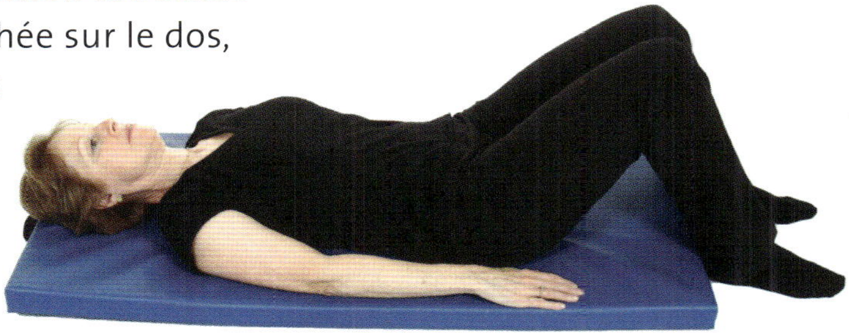

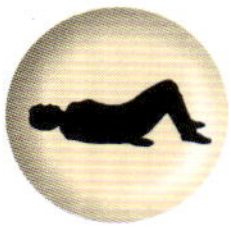

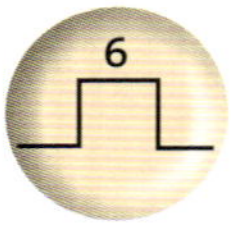

Exercice 1 • La force

- Inspirez et, tout en expirant lentement par la bouche, contractez les muscles du plancher pelvien aussi fortement que possible (comme pour retenir l'urine et les gaz) et aspirez les muscles du plancher pelvien vers l'intérieur.
- Maintenez la contraction pendant 6 secondes (comptez lentement jusqu'à 6 à haute voix). Respirez pendant que vous comptez, sans relâcher la contraction.
- Relâchez les muscles du plancher pelvien pendant 12 secondes.
- Faites 3 séries de 6 contractions-relaxations (18 contractions). Prenez une minute de repos entre chaque série.

Autant que possible, gardez tous les autres muscles détendus, surtout ceux des fesses et de l'intérieur des cuisses. Faites de votre mieux. Si vous ne sentez pas vos muscles du plancher pelvien se contracter, arrêtez tout et reprenez l'exercice plus tard.

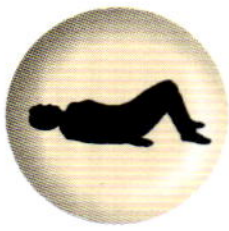

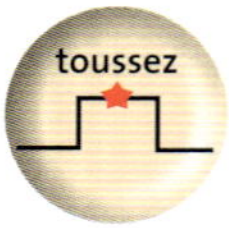

Exercice 2 • La coordination

- Inspirez et, tout en expirant lentement par la bouche, contractez les muscles du plancher pelvien aussi fortement que possible.
- Faites la contraction pendant une seconde puis toussez vigoureusement en gardant la contraction du plancher pelvien.
- Reposez-vous 2 secondes, puis répétez la contraction, la toux et le repos 2 fois de suite.
- Faites une pause de 30 secondes.
- Faites 2 autres séries comme celle-ci.

Autant que possible, relâchez tous les autres muscles, surtout ceux des fesses et de l'intérieur des cuisses.

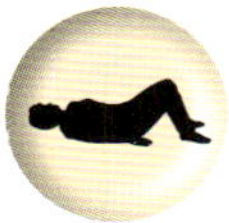

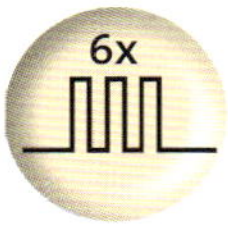

Exercice 3 • Les contractions rapides

- Inspirez et, tout en expirant lentement par la bouche, contractez les muscles du plancher pelvien, aussi fortement et rapidement que possible, comme pour retenir l'urine et les gaz.
- Maintenez la contraction pendant une seconde, puis relâchez complètement les muscles du plancher pelvien pendant une seconde.
- Faites 3 séries de 6 contractions-relaxations rapides (donc 18 contractions rapides). Prenez 12 secondes de repos entre chaque série.

Autant que possible, relâchez tous les autres muscles, surtout ceux des fesses et de l'intérieur des cuisses.

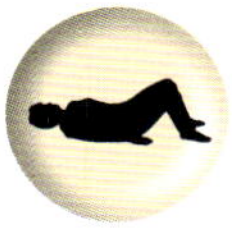

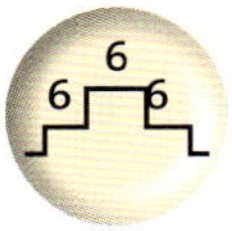

Exercice 4 • L'endurance

- Inspirez et, tout en expirant lentement par la bouche, contractez légèrement les muscles du plancher pelvien pendant 6 secondes.
- Contractez ensuite aussi fort que possible pendant 6 secondes (sans relâcher la contraction de départ).
- Revenez à une contraction légère pendant 6 secondes.
- Finalement, relâchez complètement la contraction et prenez 18 secondes de repos.
- Souvenez-vous de ne pas retenir votre souffle.
- Répétez la contraction « légère-forte-légère » à 2 autres reprises.

Autant que possible, relâchez tous les autres muscles, surtout ceux des fesses et de l'intérieur des cuisses.

Ne vous découragez pas ! Les résultats devraient commencer à apparaître après 4 à 6 semaines.

Intégrez ces exercices à vos activités quotidiennes. Resserrez toujours les muscles de votre plancher pelvien avant de tousser, d'éternuer, de soulever un objet lourd, de vous pencher, de vous relever d'une chaise ou avant de faire toute activité qui vous cause des fuites d'urine.

Calendrier des exercices et des fuites

Chaque jour, à la fin de la journée, cochez les exercices que vous avez effectués et indiquez le nombre total de fuites urinaires que vous avez eues pendant la journée. En le faisant régulièrement, vous verrez vos progrès, ce qui vous motivera à poursuivre vos exercices.

Semaine 1

	Exercice 1	Exercice 2	Exercice 3	Exercice 4	Nombre de fuites
Dimanche					
Lundi					
Mardi					
Mercredi					
Jeudi					
Vendredi					
Samedi					

Semaine 2

	Dimanche	Lundi	Mardi	Mercredi	Jeudi	Vendredi	Samedi
Exercice 1							
Exercice 2							
Exercice 3							
Exercice 4							
Nombre de fuites							

Semaine 3

	Dimanche	Lundi	Mardi	Mercredi	Jeudi	Vendredi	Samedi
Exercice 1							
Exercice 2							
Exercice 3							
Exercice 4							
Nombre de fuites							

Semaine 4

	Dimanche	Lundi	Mardi	Mercredi	Jeudi	Vendredi	Samedi
Exercice 1							
Exercice 2							
Exercice 3							
Exercice 4							
Nombre de fuites							

Bravo !

Vous êtes maintenant prête à passer à l'étape suivante. Il s'agit de rééduquer les muscles du plancher pelvien en position assise, tout en maintenant une contraction musculaire pendant de plus longues périodes pour augmenter votre endurance.

Semaines 5 à 8

Les quatre exercices présentés ici devraient être faits tous les jours pendant quatre semaines. Ils peuvent être difficiles à effectuer au début, mais ils deviendront faciles avec le temps et la pratique. Pour vous faciliter la tâche, identifiez un moment de la journée où vous avez 25 minutes de calme et de tranquillité et faites-en une habitude quotidienne. Il est recommandé de ne pas faire une autre activité pendant vos exercices (regarder la télévision, lire, etc.).

Chaque jour, après avoir fait vos exercices, cochez les cases appropriées dans le calendrier (*voir à la page 101*).

À retenir

Rappelez-vous que la qualité des exercices est très importante ! Quelques bonnes contractions (contractions maximales) sont plus bénéfiques que plusieurs contractions moins bien faites. L'obtention de bons résultats demande du temps et des efforts.

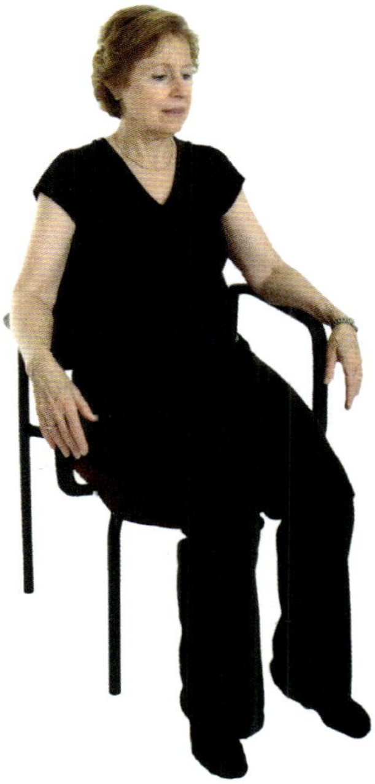

Installez-vous en position assise : afin d'être le plus confortable possible, trouvez une chaise que vous aimez, qui offre un bon appui pour le dos et qui permet à vos pieds de toucher le sol.

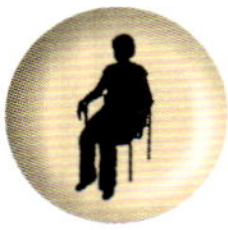

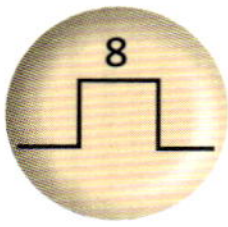

Exercice 1 • La force

- Inspirez et, tout en expirant lentement par la bouche, contractez les muscles du plancher pelvien aussi fortement que possible (comme pour retenir l'urine et les gaz) et aspirez les muscles du plancher pelvien vers l'intérieur.
- Maintenez la contraction pendant 8 secondes (comptez lentement jusqu'à 8 à haute voix). Respirez pendant que vous comptez, sans relâcher la contraction.
- Relâchez les muscles du plancher pelvien pendant 16 secondes.
- Faites 3 séries de 8 contractions-relaxations (24 contractions). Prenez une minute de repos entre chaque série.

Autant que possible, gardez tous les autres muscles détendus, surtout ceux des fesses et de l'intérieur des cuisses.

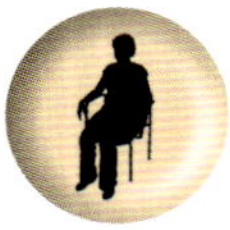

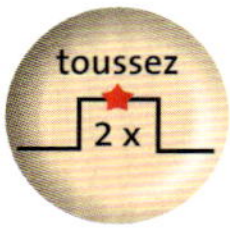

Exercice 2 • La coordination

- Inspirez et, tout en expirant lentement par la bouche, contractez les muscles du plancher pelvien aussi fortement que possible.
- Faites la contraction pendant une seconde, puis toussez vigoureusement 2 fois en gardant la contraction. Assurez-vous de la maintenir entre les 2 toux.
- Reposez-vous 2 secondes, puis répétez la contraction, les toux et le repos 2 fois de suite.
- Faites une pause de 30 secondes.
- Faites 2 autres séries comme celle-ci.

Autant que possible, relâchez tous les autres muscles, surtout ceux des fesses et de l'intérieur des cuisses.

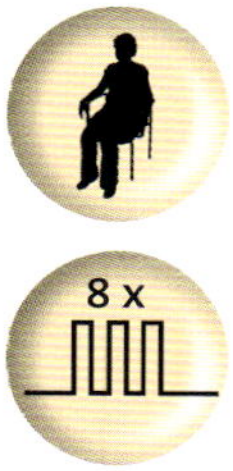

Exercice 3 • Les contractions rapides

- Inspirez et, tout en expirant lentement par la bouche, contractez les muscles du plancher pelvien, aussi fortement et rapidement que possible (comme pour retenir l'urine et les gaz).
- Maintenez la contraction pendant une seconde.
- Relâchez ensuite complètement les muscles du plancher pelvien pendant une seconde.
- Faites 3 séries de 8 contractions-relaxations rapides (donc 24 contractions). Prenez 16 secondes de repos entre chaque série.

Autant que possible, relâchez tous les autres muscles, surtout ceux des fesses et de l'intérieur des cuisses.

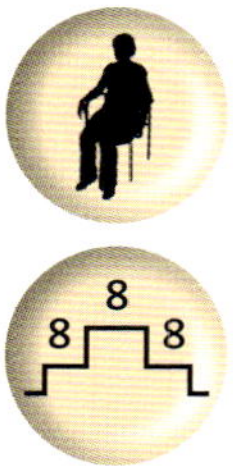

Exercice 4 • L'endurance

- Inspirez et, tout en expirant lentement par la bouche, contractez légèrement les muscles du plancher pelvien pendant 8 secondes.
- Contractez-les ensuite fortement pendant 8 secondes (sans relâcher la contraction de départ).
- Revenez à une contraction légère pendant 8 secondes.
- Finalement, relâchez complètement la contraction et prenez 24 secondes de repos. Souvenez-vous de ne pas retenir votre souffle.
- Répétez la contraction « légère-forte-légère » à 2 autres reprises.

Autant que possible, relâchez tous les autres muscles, surtout ceux des fesses et de l'intérieur des cuisses.

Persévérez ! Vous devez faire les exercices quotidiennement pour obtenir de meilleurs résultats.

Resserrez toujours les muscles de votre plancher pelvien avant de tousser, d'éternuer, de soulever un objet lourd, de vous pencher, de vous relever d'une chaise ou avant de faire toute activité qui vous cause des fuites d'urine.

Calendrier des exercices et des fuites

Chaque jour, à la fin de la journée, cochez les exercices que vous avez effectués et indiquez le nombre total de fuites urinaires que vous avez eues pendant la journée.

Semaine 5

	Dimanche	Lundi	Mardi	Mercredi	Jeudi	Vendredi	Samedi
Exercice 1							
Exercice 2							
Exercice 3							
Exercice 4							
Nombre de fuites							

Semaine 6

	Dimanche	Lundi	Mardi	Mercredi	Jeudi	Vendredi	Samedi
Exercice 1							
Exercice 2							
Exercice 3							
Exercice 4							
Nombre de fuites							

Semaine 7

	Dimanche	Lundi	Mardi	Mercredi	Jeudi	Vendredi	Samedi
Exercice 1							
Exercice 2							
Exercice 3							
Exercice 4							
Nombre de fuites							

Semaine 8

	Dimanche	Lundi	Mardi	Mercredi	Jeudi	Vendredi	Samedi
Exercice 1							
Exercice 2							
Exercice 3							
Exercice 4							
Nombre de fuites							

Bravo !

Vous êtes maintenant prête à passer à l'étape suivante. Il s'agit de rééduquer les muscles du plancher pelvien en position debout tout en maintenant une contraction musculaire pendant de plus longues périodes pour augmenter votre endurance.

De nombreuses personnes ont des fuites d'urine en position debout ou pendant qu'elles marchent. Il est donc important de travailler les muscles du plancher pelvien dans cette position.

Semaines 9 à 12

Les quatre exercices présentés ici devraient être faits tous les jours pendant quatre semaines. Ils peuvent être difficiles à effectuer au début, mais ils deviendront faciles avec le temps et la pratique. Pour vous faciliter la tâche, identifiez un moment de la journée où vous avez 30 minutes de calme et de tranquillité et faites-en une habitude quotidienne. Il est recommandé de ne pas faire une autre activité pendant vos exercices (regarder la télévision, lire, etc.).

Chaque jour, après avoir fait vos exercices, cochez les cases appropriées dans le calendrier (*voir à la page 111*).

À retenir

Rappelez-vous que la qualité des exercices est très importante. Quelques bonnes contractions (contractions maximales) sont plus bénéfiques que plusieurs contractions moins bien faites. L'obtention de bons résultats demande du temps et des efforts.

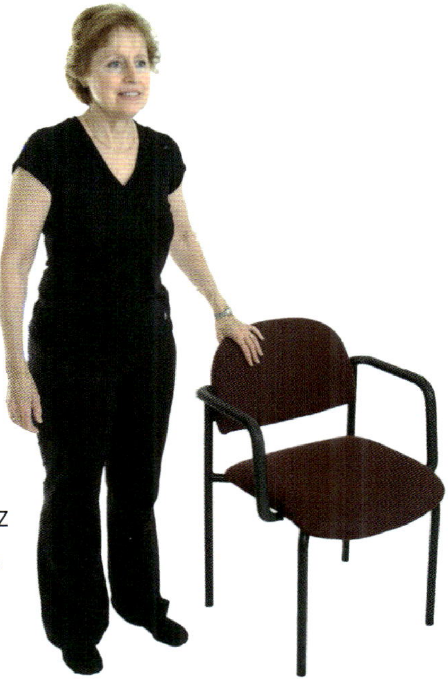

Installez-vous en position debout, jambes légèrement écartées (à la largeur des hanches). Si vous avez de la difficulté à rester debout longtemps ou si vous avez tendance à perdre l'équilibre, placez-vous derrière ou à côté d'une chaise et posez vos mains sur le dossier pour vous tenir.

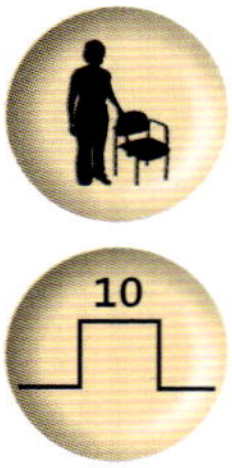

Exercice 1 • La force

- Inspirez et, tout en expirant lentement par la bouche, contractez les muscles du plancher pelvien aussi fortement que possible (comme pour retenir l'urine et les gaz) et aspirez les muscles du plancher pelvien vers l'intérieur.
- Maintenez la contraction pendant 10 secondes (comptez lentement jusqu'à 10 à haute voix). Respirez pendant que vous comptez, sans relâcher la contraction.
- Détendez-vous pendant 20 secondes.
- Faites 3 séries de 10 contractions-relaxations (30 contractions).
- Prenez une minute de repos entre chaque série.

Autant que possible, relâchez tous les autres muscles, surtout ceux des fesses et de l'intérieur des cuisses.

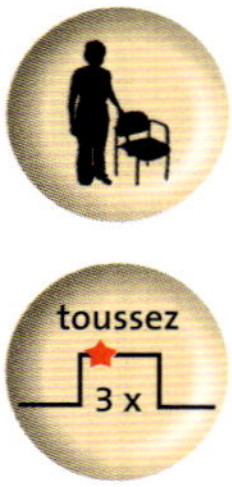

Exercice 2 • La coordination

- Inspirez et, tout en expirant lentement par la bouche, contractez les muscles du plancher pelvien le plus fortement possible.
- Faites la contraction pendant une seconde, puis toussez vigoureusement 3 fois en gardant la contraction. Assurez-vous de la maintenir entre chaque toux.
- Reposez-vous 2 secondes, puis répétez la contraction des muscles du plancher pelvien, les toux et le repos 2 fois de suite.
- Faites une pause de 30 secondes.
- Faites 2 autres séries comme celle-ci.

Autant que possible, relâchez tous les autres muscles, surtout ceux des fesses et de l'intérieur des cuisses.

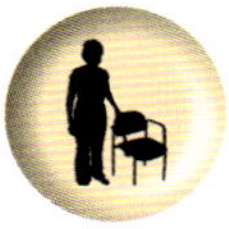

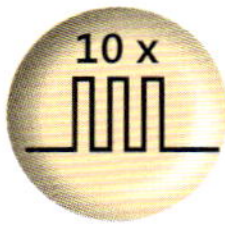

Exercice 3 • Les contractions rapides

- Inspirez et, tout en expirant lentement par la bouche, contractez les muscles du plancher pelvien aussi fortement et rapidement que possible (comme pour retenir l'urine et les gaz).
- Maintenez la contraction pendant une seconde, puis relâchez complètement les muscles du plancher pelvien pendant une seconde.
- Faites 3 séries de 10 contractions-relaxations rapides (30 contractions rapides). Prenez 20 secondes de repos entre chaque série.

Autant que possible, relâchez tous les autres muscles, surtout ceux des fesses et de l'intérieur des cuisses.

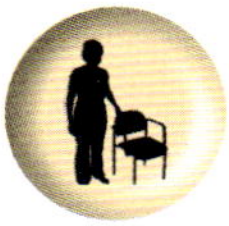

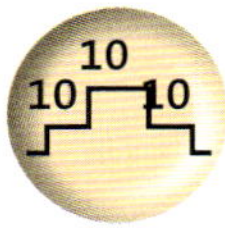

Exercice 4 • L'endurance

- Inspirez et, tout en expirant lentement par la bouche, contractez légèrement les muscles du plancher pelvien pendant 10 secondes.
- Contractez-les ensuite aussi fortement que possible pendant 10 secondes (sans relâcher la contraction de départ).
- Revenez à une contraction légère pendant 10 secondes.
- Finalement, relâchez complètement la contraction et prenez 30 secondes de repos. Souvenez-vous de ne pas retenir votre souffle.
- Répétez la contraction « légère-forte-légère » à 2 autres reprises.

Autant que possible, relâchez tous les autres muscles, surtout ceux des fesses et de l'intérieur des cuisses.

N'abandonnez pas, vous avez presque terminé le programme! N'oubliez pas d'intégrer les exercices du plancher pelvien à vos activités quotidiennes.

Resserrez toujours les muscles de votre plancher pelvien avant de tousser, d'éternuer, de soulever un objet lourd, de vous pencher, de vous relever d'une chaise ou avant de faire toute activité qui vous cause des fuites d'urine.

Calendrier des exercices et des fuites

Chaque jour, à la fin de la journée, cochez les exercices que vous avez effectués et indiquez le nombre total de fuites urinaires que vous avez eues pendant la journée.

Semaine 9

	Dimanche	Lundi	Mardi	Mercredi	Jeudi	Vendredi	Samedi
Exercice 1							
Exercice 2							
Exercice 3							
Exercice 4							
Nombre de fuites							

Semaine 10

	Dimanche	Lundi	Mardi	Mercredi	Jeudi	Vendredi	Samedi
Exercice 1							
Exercice 2							
Exercice 3							
Exercice 4							
Nombre de fuites							

Semaine 11

	Dimanche	Lundi	Mardi	Mercredi	Jeudi	Vendredi	Samedi
Exercice 1							
Exercice 2							
Exercice 3							
Exercice 4							
Nombre de fuites							

Semaine 12

	Dimanche	Lundi	Mardi	Mercredi	Jeudi	Vendredi	Samedi
Exercice 1							
Exercice 2							
Exercice 3							
Exercice 4							
Nombre de fuites							

Exercices avancés

Félicitations, vous voici arrivée à la fin de ce programme de 12 semaines !

Maintenant que vous maîtrisez les exercices du plancher pelvien, vous devriez continuer à les faire trois fois par semaine afin de conserver vos acquis. Si, toutefois, vous avez encore des fuites urinaires, continuez à les faire cinq fois par semaine. Vous pourriez constater une amélioration jusqu'à un an après le début du programme.

Afin de vous aider à garder vos bonnes habitudes, voici quelques exercices plus avancés.

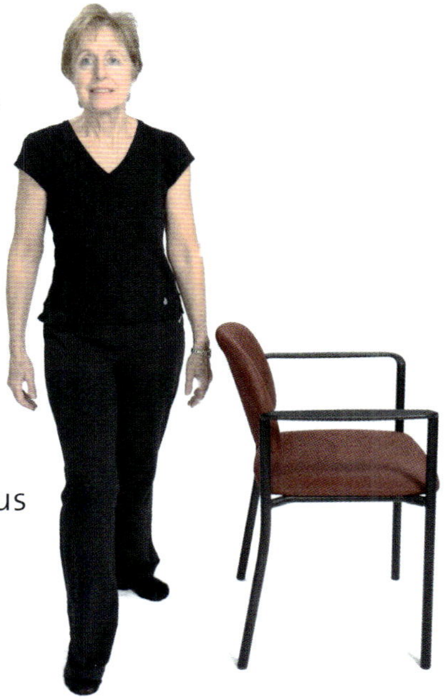

Installez-vous en position de fente avant : prenez la position debout, une jambe devant l'autre. Cette position simule la marche. Si vous avez de la difficulté à rester debout longtemps ou que vous avez tendance à perdre l'équilibre, placez-vous derrière ou près d'une chaise et posez vos mains sur le dossier pour vous tenir.

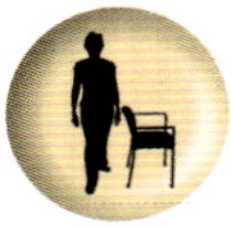

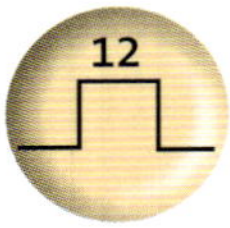

Exercice 1 • La force

- Inspirez et, tout en expirant lentement par la bouche, contractez les muscles du plancher pelvien aussi fortement que possible (comme pour retenir l'urine et les gaz) et aspirez les muscles du plancher pelvien vers l'intérieur.
- Maintenez la contraction pendant 12 secondes (comptez lentement jusqu'à 12 à haute voix). Respirez pendant que vous comptez, sans relâcher la contraction.
- Détendez-vous pendant 12 secondes.
- Répétez cet exercice une douzaine de fois. Reposez-vous pendant une minute puis répétez la série 2 fois.
- Vous devez faire un total de 36 contractions de 12 secondes chacune, et ce, 3 fois par semaine.

Autant que possible, relâchez tous les autres muscles, surtout ceux des fesses et de l'intérieur des cuisses.

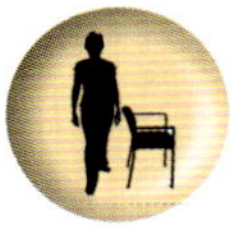

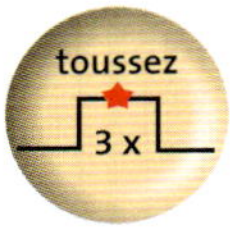

Exercice 2 • La coordination

- Inspirez et, tout en expirant lentement par la bouche, contractez les muscles du plancher pelvien le plus fortement possible.
- Faites la contraction pendant une seconde puis toussez vigoureusement 3 fois en gardant la contraction. Assurez-vous de la maintenir entre chaque toux.
- Reposez-vous 2 secondes, puis répétez la contraction des muscles du plancher pelvien, les toux et le repos 2 fois de suite.
- Faites une pause de 30 secondes.
- Faites 2 autres séries comme celle-ci.

Autant que possible, relâchez tous les autres muscles, surtout ceux des fesses et de l'intérieur des cuisses.

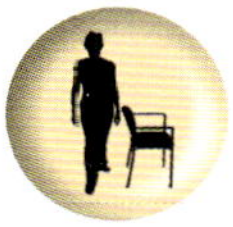

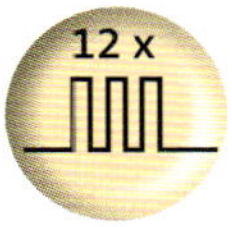

Exercice 3 • Les contractions rapides

- Inspirez et, tout en expirant lentement par la bouche, contractez les muscles du plancher pelvien aussi fortement et rapidement que possible (comme pour retenir l'urine et les gaz).
- Maintenez la contraction pendant une seconde.
- Puis, relâchez complètement les muscles du plancher pelvien pendant une seconde.
- Faites 3 séries de 12 contractions-relaxations rapides (36 contractions rapides). Prenez 24 secondes de repos entre chaque série.

Autant que possible, relâchez tous les autres muscles, surtout ceux des fesses et de l'intérieur des cuisses.

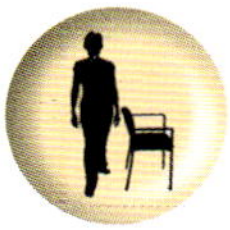

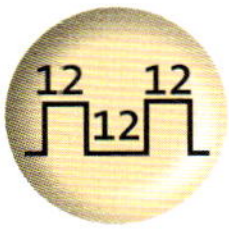

Exercice 4 • L'endurance

- Inspirez et, tout en expirant lentement par la bouche, contractez fortement les muscles du plancher pelvien pendant 12 secondes.
- Contractez ensuite légèrement pendant 12 secondes.
- Revenez à une contraction forte pendant 12 secondes.
- Finalement, relâchez complètement la contraction et prenez 36 secondes de repos. Souvenez-vous de ne pas retenir votre souffle.
- Répétez la contraction « forte-légère-forte » à 2 autres reprises.

Autant que possible, relâchez tous les autres muscles, surtout ceux des fesses et de l'intérieur des cuisses.

Intégrez ces exercices à vos activités quotidiennes. Resserrez toujours les muscles de votre plancher pelvien avant de tousser, d'éternuer, de soulever un objet lourd, de vous pencher, de vous relever d'une chaise ou avant de faire toute activité qui vous cause des fuites d'urine.

Conclusion

Nous espérons que ce guide vous aura permis d'en savoir plus sur votre santé uro-gynécologique et que les renseignements et les conseils fournis vous auront été utiles. Nous espérons également que les exercices des muscles du plancher pelvien que vous avez effectués vous ont aidée à prévenir, à réduire ou même à éliminer les symptômes urinaires que vous viviez et que vous continuerez à les pratiquer régulièrement. Comme vous le savez, la maîtrise de ces exercices demande de la patience et de la motivation. Persévérez !

La pratique régulière des exercices que nous vous avons proposés aide les femmes de 60 ans et plus à maintenir une bonne santé uro-gynécologique, à prévenir ou à limiter la progression des problèmes de contrôle de la vessie, de fuites de selles et de gaz et de descente d'organes.

Toutefois, si vous avez encore des symptômes urinaires après avoir effectué les exercices pendant trois mois, informez-en votre médecin ou consultez une physiothérapeute ayant suivi une formation en rééducation périnéale. Ils sauront vous conseiller sur les différents traitements de l'incontinence urinaire et de l'affaiblissement du plancher pelvien. Il est important de ne pas garder le silence lorsque vous vivez cette situation.

Et surtout, exercez-vous !

Bibliographie

Abrams, P. et coll. *Incontinence*, 5e édition. 5th International Consultation on Incontinence, 2013.

Association pulmonaire du Canada. *Toux chronique*. [Modifié le 28 août 2014 ; cité le 27 juillet 2015]. www.poumon.ca/sant%C3%A9-pulmonaire/maladies-pulmonaires/toux-chronique

Bo, K. « Pelvic Floor Muscle Training is Effective in Treatment of Female Stress Urinary Incontinence, but How Does it Work ? ». *International Urogynecology Journal and Pelvic Floor Dysfunction*. 2004;15(2):76-84.

Bryant, C.M., Dowell C.J., Fairbrother G. « Caffeine Reduction Education to Improve Urinary Symptoms ». *British Journal of Nursing* : Mark Allen Publishing. 2002;11(8):560-5.

Dumoulin, C. et Tannenbaum, C. *L'incontinence : brisons le silence*. Québec : Ministère de la Famille et des Aînés, 2009.

Dumoulin, C. *Gymnastique du plancher pelvien*. Montréal : Laboratoire Dumoulin, 2012. [Cité le 28 juillet 2015]. 4 min, 45 sec. www.youtube.com/watch?v=cRohca8AK40

Dumoulin C. *Avant et après bébé : Exercices et conseils*. Montréal : Éditions du CHU Sainte-Justine, 2011.

Gajewski J., Harrison G. et Valiquette L. *La source, votre guide pour un meilleur contrôle de la vessie*. Peterborough : La fondation d'aide aux personnes incontinentes, 2012.

Hagen S., Stark D. « Conservative Prevention and Management of Pelvic Organ Prolapse in Women ». *The Cochrane Database of Systematic Reviews*. 2011(12):Cd003882.

Hannestad Y.S., Rortveit G., Daltveit A.K., Hunskaar S. « Are Smoking and Other Lifestyle Factors Associated with Female Urinary Incontinence? The Norwegian Epincont Study ». *BJOG : An International Journal of Obstetrics and Gynaecology*. 2003;110(3):247-54.

Haylen, B.T., de Ridder D. et coll. « An International Urogynecological Association (IUGA)/International Continence Society (ICS) Joint Report on the Terminology for Female Pelvic Floor Dysfunction ». *Neurourology and Urodynamics*. 2010 ; 29(1) : 4-20.

Hunskaar S., Burgio K., Diokno A., Herzog A.R., Hjalmas K., et Lapitan M.C. « Epidemiology and Natural History of Urinary Incontinence in Women ». *Urology*. 2003;62(4 Suppl 1):16-23.

Laboratoire de Chantale Dumoulin Incontinence et vieillissement. Montréal. *Information sur l'incontinence urinaire*. [Cité le 28 juillet 2015]. www.criugm.qc.ca/labo/Chantal_Dumoulin/information-sur-lincontinence-urinaire/

La société des obstétriciens et gynécologues du Canada. « Prise en charge de la ménopause ». *Journal d'obstétrique et gynécologie du Canada*. Septembre 2014;36(9).

Le défi *J'arrête J'y gagne*. Montréal : Capsana. [Modifié le 25 juillet 2015 ; cité le 26 juillet 2015]. www.defitabac.qc.ca

MacDonald D.R. *In Control Again, A personal Workbook*. 3e édition. Capital Health, 2003.

Parish S.J., Nappi R.E., Krychman M.L., Kellogg-Spadt S., Simon J.A., Goldstein J.A. et coll. « Impact of Vulvovaginal Health on Postmenopausal Women: A Review of Surveys on Symptoms of Vulvovaginal Atrophy ». *International Journal of Women's Health*. 2013 ; 5:437-47.

Notes